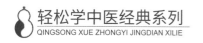

轻松学中医经典系列
QINGSONG XUE ZHONGYI JINGDIAN XILIE

U0559335

轻松学歌赋
QINGSONG XUE GEFU

用药传心赋 ③

YONGYAO CHUAN XINFU

曾培杰 ⊙ 编著

朗照清度　蔡中凤　唐婉瑜
李家林　曾佳俊　曾舒佳　温璧华 ⊙ 整理

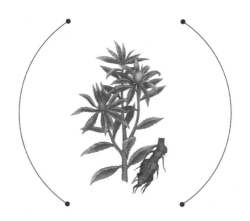

辽宁科学技术出版社
LIAONING SCIENCE AND TECHNOLOGY PUBLISHING HOUSE

拂石医典
FU SHI MEDBOOK

图书在版编目（CIP）数据

轻松学歌赋用药传心赋 . ③ / 曾培杰编著 . — 沈阳 : 辽宁科学技术出版社 , 2023.9
ISBN 978-7-5591-3041-9

Ⅰ . ①轻… Ⅱ . ①曾… Ⅲ . ①方歌—汇编 Ⅳ . ① R289.4

中国国家版本馆 CIP 数据核字（2023）第 097819 号

出版发行：辽宁科学技术出版社
　　　　　北京拂石医典图书有限公司
　　　　　地址：北京海淀区车公庄西路华通大厦 B 座 15 层
联系电话：010-57262361/024-23284376
E-mail：fushimedbook@163.com
印刷者：河北环京美印刷有限公司
经销者：各地新华书店

幅面尺寸：170mm×240mm
字　　数：230 千字　　　　　　　　　　印　张：16.75
出版时间：2023 年 9 月第 1 版　　　　　印刷时间：2023 年 9 月第 1 次印刷

责任编辑：陈　颖　孙洪娇　　　　　　　责任校对：梁晓洁
封面设计：黄墨言　　　　　　　　　　　封面制作：黄墨言
版式设计：天地鹏博　　　　　　　　　　责任印制：丁　艾

如有质量问题，请速与印务部联系　　　　联系电话：010-57262361

定　　价：89.00 元

在草医节期间，宏姐翻开她的手机相册说："我这里有三千多张照片，都是吃药前后的对比图，基本就像换了一个人，脸色变好看，眼睛变有神，精神状态变好等等，这都是中医治疗的实相。"

宏姐也自己开方给自己吃，她说："行中医首先要自治，自己身上的问题都解决不了，怎么帮人看病！"

所以，中医人行医要关注病人前后的变化，比如舌苔、脸部、声音、症状、脉象、心情等，因为只有这样，你才能辨别出治疗是否有效果，哪些有变化哪些没变化，最后再做调整，让病人的身心越来越好。

同时，如果医者自己生病了，那就不要错过这个自证实践的好机会。

比如最近冒虚汗多，《用药传心赋》中有条文：

黄芪补卫而止汗！

那就用玉屏风散，重用黄芪，结果三剂不到，汗就止住了。

如果身体出汗还发冷，大便稀小便清长，那就再加上附子。

附子回阳，救阴寒之药！

阳虚不固的漏汗，附子是必用要药。

如果吃了点凉冷东西，肚子胀痛，那就用《用药传心赋》中的条文：

官桂治冷气之侵，木香调气治腹痛！

马上用点肉桂、木香煮水喝，再用艾条灸下肚子，很快肚子就暖起来了。

如果吃煎炸烧烤上火口腔溃疡，喉咙肿痛，这时就要想到《用药传心赋》中的条文：

石膏泻胃火之炎蒸，山豆根解热毒而治喉痹！

把这两味药煮水喝一下，整个消化道就像降了一场雨，清凉无比……

传心者，不只是传前人的秘诀歌赋，前辈的经验方法，更多的是用身心去体证方药的作用，用心去感受病人用药前后的身心变化，哪怕是最细微的变化，都是弥足珍贵的。

这就是实践精神和实事求是精神，也是中医能够健康发展的重要基础。

如果您正在走上这实证之路，那么恭喜您已得传心之法了！

用药传心赋

　　用药之妙，如将用兵。兵不在多，独选其能。药不贵繁，惟取其效。要知黄连清心经之客火。黄柏降相火之游行。黄芩泻肺火而最妙。栀子清胃热而如神（炒黑止血）。芒硝通大便之燥结。大黄乃荡涤之将军①。犀角解乎心热。牛黄定其胆惊。连翘泻六经之火。菊花明两目之昏。滑石利小便之结滞②。石膏泻胃火之炎蒸。山豆根解热毒而治喉痹。桑白皮泻肺邪而利水停。龙胆治肝家之热。瞿麦利膀胱之淋。鳖甲治疟而治癖。龟板补阴而补心。茵陈治黄疸而利水。香薷治霍乱以清襟。柴胡退往来之寒热。前胡治咳嗽之痰升。元参治结毒痈疽，清利咽膈。沙参补阴虚嗽，保定肺经。竹叶、竹茹治虚烦而有效。茅根、藕节止吐衄而多灵。苦参治发狂痈肿。地榆止血痢血崩。车前子利水以止泻。瓜蒌仁降痰以清襟。秦艽去骨蒸之劳热。丹皮破积血以行经。熟地补血而疗损。生地凉血以清热。白芍药治腹疼——补而收，而烦热上除。赤芍药通瘀血——散而泻，而小腹可利。麦冬生脉以清心，上而止嗽。天冬消痰而润肺，下走肾经。地骨皮治夜热之劳蒸。知母退肾经之火沸。葛根止渴而解肌。泽泻补阴而渗利。兹乃药性之寒，投剂须当酌意。

　　又闻热药可以温经：麻黄散表邪之汗。官桂治冷气之侵。木香调气治腹痛。沉香降气治腰疼。丁香止呕，暖胃家之冷。藿香止吐，壮胃脘以温。吴茱萸走小腹疗寒疼。山茱萸壮腰肾以涩精。豆蔻、砂仁理胸中之气食。腹皮、厚朴治腹内之胀膨。白豆蔻开胃口而去滞。元胡索治气血亦调经。附子回阳，救阴寒之药。干姜治冷，转脏腑以温。草果消溶宿食。槟榔去积推陈。苁蓉壮阳而固本。鹿茸益肾而生精。锁阳子最止精漏。菟丝子偏固天真。没药、乳香散血凝之痛。二丑、巴豆（二位相反）攻便闭不通。紫苏散邪寒，更能降气。川椒退蛔厥，核治喘升。五灵脂治心腹之血痛；大茴香治小肠之气痛。

此热药之主治，分佐使与君臣。

论及温药，各称其能。甘草为和中之国老。人参乃补气之元神。葶苈降肺喘而利水，苦甜有别③。茯苓补脾虚而利渗，赤白须分④。黄芪补卫而止汗。山药益肾而补中。莪术、三棱消积坚之痞块。麦芽、神曲消饮食而宽膨。顺气化痰陈皮可用。宽中快膈枳壳当行。白术健脾而去湿。当归补血以调经。半夏治痰燥胃。枳实去积推陈。川芎治头疼之要药。桃仁破瘀血之佳珍。艾叶安胎而治崩漏。香附顺气而亦调经。杏仁止风寒之嗽。五味敛肺气之升。防风乃诸风之必用。荆芥清头目而疗崩。山楂消肉食之积。细辛止少阴头疼。紫薇花通经而堕胎。酸枣仁敛汗而安神。藁本止头疼于巅顶之上。桔梗载药物有舟楫之能。杜仲壮腰膝而补肾。红花苏血晕而通经。兹温药之性气，学者必由是而遵循。

既已明于三者⑤，岂不悉举其平。常山使之截疟。阿魏用之消癥。防己、木瓜除下肢之湿肿。菖蒲、远志通心腹之神明。壮腰膝莫如虎骨。定惊悸当用茯神。阿胶止嗽而止血。牡蛎涩汗而涩精。羌活散风，除骨节之疼。冬花止咳，降肺火之升。独活、寄生理脚膝之风湿。薄荷、白芷散头额之风疼。木贼、蒺藜退眼睛之浮翳。元明、海粉降痰火之升腾。青皮伐木。紫菀克金。五加皮消肿而活血。天花粉止渴而生津。牛蒡子清喉之不利。薏苡仁理脚气之难行。琥珀安神而利水。朱砂镇心而定惊。贝母开心胸之郁，而治结痰。百合理虚劳之嗽，更医蛊毒。升麻提气而散风。牛膝下行而壮骨。利水须用猪苓。燥湿必当苍术。枸杞子明目以生精。鹿角胶补虚而大益。天麻治诸风之掉眩。木通治小便之秘涩。天南星最治风痰。莱菔子偏医面食。此乃药性之提纲，用作传心之秘术。

①言大黄涤除肠道积滞，好像猛将一样。
②结滞：指湿热蓄于下焦以致小便不利。
③葶苈性寒，有苦、甜两种。苦的下泄性急，甜的下泄之性缓。
④茯苓甘平淡，气味俱薄，白的偏于补；赤的偏于利。
⑤三者：指寒、热、温三性。

目录

葶苈子

🦋 葶苈降肺喘而利水，苦甜有别。

水饮停在胸肺，葶苈可以像下雨那样，淅沥沥地把水饮从胸口一直降到胱肠，然后排出体外，所以葶苈可以泻肺中水饮停留引起的肺喘，有利水的作用。

老师曾经看过一张肺部的检查报告，肺部有拳头大的阴影，即水饮。那病人一直咳嗽，说治了一个多月都没好。脾虚，舌苔白腻。

四君子汤加三子养亲汤，加葶苈子、大枣，健脾利水，降痰化气，吃了七剂药，肺部阴影全没了，咳喘也没了。

这个经验你们可以记下来，舌苔水滑，肺部有阴影，我们可以用葶苈子利水平喘。

葶苈子分为南北两种，北方的葶苈子味比较苦，叫苦葶苈，作用比较峻猛。南方的葶苈子味比较淡，作用比较和缓。

葶苈子是种子类的药，入肺跟膀胱经，肺为水之上源，膀胱乃水之下游，它跟桑白皮作用机理基本一致，泻肺平喘从天而降，利水消肿，导归胱肠。

葶苈子可以疏通十二经水路，让水在体内不停留。

葶苈子可治疗上半身的停痰留饮，脑里的积液积水，肿瘤包块，可以疏通水路，让包块变小、变轻。

著名的葶苈大枣泻肺汤，就有强大的清热泻肺效果，所以肺热喘咳壅塞，痰水堵塞，就用此方。

现代研究发现，有些心源性哮喘、心力衰竭，导致的水肿哮喘，葶苈大枣泻肺可以泻掉肺和胸腔的水，缓解心脏压力，恢复心脏功能。

葶苈子居然还能强心肝，能够强心利水，对心脏还有帮助。

老年人经常要跟水肿打交道的，心一衰，气一不足，脸就虚胖，人就浮肿，这时可以从这个葶苈大枣泻肺汤里得到启发。

《神农本草经》记载，葶苈子治癥瘕积聚，结气，饮食寒热，它的方式是什么？方式是通利水道。它的作用是什么？攻坚逐邪，所以它能攻。

你别小看它是颗小小的种子，但它性格烈，现代有研究它能从肺一直到肾去逐水，所以肝囊肿、子宫囊肿，这些囊肿样的，即水包，用它非常好，可以加一些王不留行、路路通，辅助它打通道路。

《名医别录》记载，风热痱痒，就是起痱子了，痒，皮间有邪水上出，皮肤间冒水了，春夏之交非常多，面目也肿，像吃多了激素以后面肿，这时可以用葶苈子，起到利膀胱水的作用，特别是现在久坐的，膀胱堵塞的人，用葶苈子可以利膀胱水。

《药性论》记载，葶苈子能利小便，所以尿道炎、前列腺炎，车前子配葶苈子，能这样用的人一般是高手，因为只用车前子，都是以利膀胱为主，加葶苈子降肺，降金生水，从上往下。

《药性赋》记载，葶苈子其用有四。

一除遍身浮肿，像满月脸、水牛背、将军肚、水桶腰这种可以用。

二逐膀胱余热，膀胱炎、尿道炎、肾结石，它可以除。

三定肺气喘促，肺、胸胁有痰饮，可以定喘促。

有一50多岁的工人，他经常做装修，肺里有些停饮，我给他开苓桂术甘汤加四逆散，他说吃了稍微好转，就是不能根治，后来其他医生给他添了两味药，就根治了，他特意来跟我讲。

哪两味药？一打开来，葶苈子、大枣。我说这医生高明，画龙点睛。

从此我就想到那些装修工，肺里有水，喘咳的，用四逆散加苓桂术甘汤化水饮的时候，加点葶苈子、大枣进去，那水就更加停不住了，因为这水刚停下来，就被疏导利出去。

四疗积饮之痰厥，停痰留饮久了以后，人会晕厥的，这个眩晕，像烟熏马蜂窝，晕头转向，眩晕以后，就慌神了。

我们这时要把他的痰饮去掉，因为痰迷心窍，会引起神志不安，这时我们用半夏白术天麻汤，特别是高血压痰饮又多的眩晕，一两剂就见效，再加葶苈大枣汤泻肺，那么这些停痰留饮引起晕厥的现象就会消失。

《本草纲目》记载，葶苈子有苦甜两种，就像牵牛子有黑白二色，缓急不同。一般甜的性比较缓，苦的比较急，急的可以治其标，但是容易伤胃；缓的泻肺比较慢，但是不伤胃，像枳实、枳壳一样，枳实就会快一点，枳壳会慢一点。但是不要紧，如果想要快又要不伤胃，怎么办？加大枣，大枣能够调和诸药。

水满气急着，非此不能除，这个葶苈子、大枣，水去则止，不可过度。

《淮南子》记载，大戟可以去水，葶苈子能够愈胀。

大戟可以去掉水停，葶苈子可以去掉胸中胀满。

用之有节，葶苈子还可以通调月经。月经，古代又叫做月水，这个经期前后，月经闭住了。

葶苈子通月经的方式你要知道。像王不留行、路路通，是直接通窍，就挖沟渠通。葶苈子是从天而降，降水去通它。

你发现沟渠是挖通了，这水还没通，因为水不够，所以葶苈子降金生水，再加点补肾的养血的药。

《药鉴》记载，葶苈子逐膀胱伏留热气殊功。

葶苈子对于膀胱留热，有特殊功效。老师一看病人的眼睛，浑浊了，我就知道他膀胱的水是热的，因为膀胱经从后背循着督脉，一直到目内眦，目内眦睛明部位一旦红肿了，下面的尿就黄了热了。以此可以判断病人前列腺不太好，可能有尿道炎。

早上起来，老起眼屎，口苦，眼睛又黄黄的，人未老，珠先黄，早衰。大枣可以抗早衰，葶苈子可以泻浊水。

它们两个结合，就可以治疗膀胱伏留热气，伏留就是埋伏下来，留在那里，不肯离去，已经积热的。

肺痈喘不得卧，服之即愈，千金苇茎汤可以治疗肺有痰浊，加葶苈子效果更厉害。

千金苇茎汤加上葶苈大枣泻肺汤，简直是去肺中留饮，胸腔积液如神。

在医院的时候，风湿科有一位胸腔积液的病人，躺在那里唉声叹气动不了。他说他身体好的时候，挑一百斤担，走一天都不嫌累，现在什么东西都没挑，病在这里，觉得喝一口水都累。

廖世煌廖老开小青龙汤加葶苈子，我当时印象深刻，这是治肺的治喘的药，一吃完关节痛好了。

方子里没有风湿药，没有刻意治风湿，就是通宣理肺，化痰涤饮，洗涤掉痰饮，肺朝百脉，肺主肢节，百脉跟关节的水饮被排出去，关节腔就会轻松了。

《肘后方》记载治卒大腹水病，小便不利，葶苈子1两，杏仁20枚，炒黄捣碎分十次服，小便去，则愈。

突然间肚腹膨隆，小便又不利，像肝硬化腹水那样，我们可以艾灸关元、气海、命门，然后再加服食葶苈子、大腹皮。虚胀的病人我们可以予以朴姜半草人参汤。

《世医得效方》记载，葶苈可以治肺痈、咳嗽、痰血、喘咳不得卧，就是卧不下去，将葶苈子打成粉末，每次服2钱。

有位叫郭汉章的医生，他碰到一骨折的病人，骨折以后小便解不出来，胀得难忍，多次插尿管插不进，最后要用膀胱穿刺术来解决尿闭，这个太痛苦了。

服用利尿剂，竟然也利不下来，萹蓄、瞿麦都用了，效微。然后郭医生去会诊，检查病人，发现小腹胀满发热滚烫，这不是膀胱伏热吗？这时，想到家传"葶苈子利小肠，强似大黄利大肠"的教诲，就是说葶苈子利膀胱小肠的功能，跟大黄利大肠的功能不相上下。他马上用葶苈子、白茅根两味药浓煎，服下去，第二天小便就通了，三剂以后，小便自如，再也不用膀胱穿刺术导尿了。

葶苈子上可泻肺，下可利水，通利三焦，效能力峻。尿闭病人，体壮实者，可以放胆用之，如果是体寒较虚者，要加点肉桂，为什么？去性存用。祛除葶苈子寒凉之性，利用它利水的功用功能。

如果一个人身体本来就虚，本虚标实，就虚胖，虚胖怎么治？补中益气汤加葶苈子、大枣，就可以治虚胖。

跌打伤也可以用葶苈子，葶苈子难道有活血作用？

跌打损伤，局部一定有瘀青，有瘀肿，它瘀的不单是血，还有水，而且血水同源，血不利则为水，水不利则为血，血利可以让水肿减轻，所以治水肿常加活血化瘀药，水利可以让血肿减轻，所以治疗瘀血常用利水药，这叫血水互换原则。

四物汤加桃红，怎么瘀血还不消，还肿得老高？加点葶苈子，利水速度很快，瘀就平下去了。别忘了，血水互换原则，当瘀血老是消不了，你如果听过补气活血，通经络，再加利水等多种方式，那么你就可以守得云开见明月。

像痰涎壅盛的肺炎、心包积液、胸腔积液，用葶苈大枣泻肺汤，配小陷胸汤、千金苇茎汤，效如桴鼓。只要咳吐脓痰脓浊，痰浊留胸，小陷胸汤、千金苇茎汤再加葶苈大枣泻肺汤，三方合一，心胸中的所有积液，停痰留饮，统统可以泻下去，这是合方治疑难。

譬如24岁的女性，咳喘8个月，黄稠黏痰老是吐不出来，大便干。可以马上诊断为痰热壅肺，为什么呢？痰浊属于热，热留在胸，小陷胸汤将热陷下去，发现小陷胸汤的力量，去痰热可以，但去痰水作用不如葶苈大枣泻肺汤，所以必须用合方。

"小陷胸汤用连夏蒌，宽胸散气涤痰忧"，记住小陷胸汤只是宽胸散气，只是涤痰，没有涤水，它涤水就不如葶苈大枣泻肺汤，痰往往起于水，热往往起于痰，痰堵久了，就会化热，所以这时重用葶苈子30克，五剂，咳喘减轻，排痰很多，再服五剂，痰少了，连服两周，病痊愈，八个月咳喘，再不复发。真是药若对证一碗汤，药不对证满船装。

接下来看《得配本草》葶苈子的配伍。

葶苈子得到酒跟大枣，都比较良好，酒可以行药力，大枣可以缓解它的峻猛伤身体，葶苈子得大枣治疗肺痈不伤胃。

水肿，我们看肿在胸肺，可以用葶苈大枣泻肺；如果肿在肚子，有己椒苈黄丸，这是一个非常好的药丸，就是说水肿，胸腔腹腔有积液的，小便又不利的，用防己、椒目、大黄加葶苈子四味药，这些药是猛将，因为大黄开大肠，葶苈子跟防己开膀胱，椒目能够暖下焦，让下焦温暖，温暖以后，大黄、葶苈子跟防己的寒性，就去掉了，不然寒性太厉害了，水利掉了，它又会再停，加了椒目就暖了。所以椒目在这里起到什么作用？去性存用，去掉大黄、葶苈子、防己寒凉苦寒之性，使下焦暖洋洋，然后水就可以排得畅。

茯 苓

 茯苓补脾虚而利渗，赤白须分。

茯苓是一种真菌，多寄生于松树的根部。松乃天地间有灵性之物，与松针、杉树根、当归，一起泡酒，可以祛风湿，强筋骨。

茯苓能够祛湿，松针呈发散状态，能够将风散掉，所以它们可以祛风湿；杉树的根，杉树可以做栋梁，千年不腐，它可图强筋骨。

早期茯苓的"茯"是埋伏的"伏"，苓是灵秀、灵气，它埋伏在松根底下，是松之灵气所化。古人去松树间挖茯苓，看到这地方微微凸起，周围土干爽，这钉锄一下去，就可以挖出茯苓来。

茯苓所生长的环境比较干爽，它入到人体能够爽气血，可以让经络水分排出体外变得干爽，它的功用为利水渗湿。

凡能耐寒暑的药物，都能调心肾。

茯苓菌核中间天然抱有松根的白色部分，被称为茯神，它能宁心安神，就有松根的作用。

经方里用茯苓利水，基本上占了半壁江山，比如膀胱气化不利、水桶腰、水湿泛滥用五苓散。

痰饮阻在胸膈，胸胁支满，用苓桂术甘汤。

上车村的云飞哥，干活干疲劳了，痰就涌上来，心胸很闷。他有一次拿一张小方，茯苓、桂枝、白术、甘草，每味药 10 ～ 15 克，四味药抓来吃，吃了之后觉得心胸好开朗，痰也减少了。

痰饮阻胸，苓桂术甘汤。

还有呕吐、眩晕，用小半夏加茯苓汤。

单呕吐用小半夏汤；如果再眩晕，水饮上头，再加茯苓。

诸呕吐，谷不得下，小半夏汤主之。

各种呕吐，水谷下不了，用小半夏汤加茯苓，分消水饮，单气上逆，小半夏汤一降就好了；可是水再上逆，就要加茯苓，记住水逆用茯苓。

水逆的特点是什么？眩晕，晕头转向，耳朵嗡嗡作响。

老师曾治疗一例，耳鸣很厉害，刚开始用杞菊地黄丸，没效，耳还鸣。后来再问，他还咳吐的痰多，头晕。

咳吐痰饮多，头晕，这是水饮作怪，不是简单的肝肾两虚，用二陈汤、半夏白术天麻汤重用茯苓 50 克，一剂药，耳不鸣，头不眩，痰饮不上咽。

以后你们碰到这种耳朵嗡嗡响，痰饮又滚上咽喉，头还晕头转向的，就用半夏白术天麻汤，重用茯苓 50 克，几乎每用必效。在龙山里头，我们用这个方子用得很熟了，所以老师治疗水饮眩晕是很有把握的。

肾虚引起的眩晕，要补肾；气不足引起的，要用补中益气汤；高血压引起的要天麻钩藤饮，要降血压；唯独这种水饮的，你就要降水化饮。

《神农本草经》记载，茯苓主胸胁逆气。

逍遥散里有茯苓，用它来干什么？治疗胸胁逆气，即肝气郁结以后，气会跟水饮裹成一块。

茯苓、白术就把水饮打下，柴胡、薄荷就把气结疏散开来，当归、白芍就把血活通来，生姜、甘草就把这些寒气散掉，所以气、水、寒、血，它都可以通透，所以逍遥散号称千古名方，真的实至名归。

五金店的老板娘，她跟她丈夫打架，打得鼻青脸肿，然后心胸中一口气老吞不下，搞得双方的亲人都要打起来了，后来摆平了，但是身体的疼痛还没有消掉，然后我就开了一方，治这两夫妻，就逍遥散。

逍遥散煮水，伤得重的，就吃头煎，轻的就吃二煎，吃完以后，他们身上的瘀痛也解开来了。

茯苓，主胸胁逆气，它不就是让人逍遥的吗？所以茯苓也是一味逍遥药。

茯苓主惊邪恐惧，小孩子被吓到了，肾水会"跳"起来，恐惧了，茯苓把它利下去，所以用点朱砂、茯苓，吓破胆，吓得膝盖软的，它就可以重新安回去。

心下结痛，心下非常痛苦，烦满，久服安魂，定魄养神，所以茯苓，可调神，还可以利小便。

《名医别录》记载，茯苓主好唾，如果一个人老喜欢吐口水，让其吃茯苓。动不动就吐口水，水饮不归膀胱，这些水本来要变成尿排出去的，却从嘴里吐出来，用茯苓。

胸膈中有痰水不去，会造成消渴，所以把痰水一利掉，口舌也就滋润了，茯苓味甘淡，淡味入腑通经骨，甘淡能通利三焦，可上可下。

茯苓不单使水往下面走，还可以使水往上面升，你们要记住，茯苓配葛根，会觉得口舌好甘甜，茯苓配泽泻，会觉得小便量好多。

我们要懂得用药去让身体发生变化，茯苓可以开胸腹，假如胸胁有瘀血，用血府逐瘀汤，再加点茯苓，30～50克，效果更奇，特别是用茯神，为什么？胸乃心所居之所，周围有璇玑，带神的穴位也有好多，茯苓被松根穿过的白色部分叫茯神，可以入心，可以把心包膜积液去掉，所以有些人心包有积液，心悸不安，茯神重用，叫邪去则正安。

《本草分经》记载，茯苓可以泻热，下通膀胱。虽然泻热比不过黄连、大黄，但是服黄连、大黄会胃寒，吃茯苓不会。

有一病人，眼睛红赤，别人让他吃三黄片，他不吃，一吃胃就受不了。

那么我们换一种思路，用茯苓跟玉米须，煮水。

一吃小便量增多，眼睛的红肿就全部退掉，胃又不会痛。

他说："奇怪，以前吃所有的凉药，退了火胃就会痛，不退火，眼睛又会不舒服，这次吃了你的药，退了火，胃又不痛，你这是什么道理？"

我说："我这个是阳随阴降，阴就是水，就是说你这个铁条很红烫了，可以放在冰箱里把它冻凉了，但是这种冻可能会冻伤，我放在长流水里泡，水没有冰箱那么凉，但是它照样可以将铁条的热带走。冰箱是直接清热解毒，而水是利水带热，所以茯苓就是利水带热，可以让眼睛、脖子的水不断往下走，然后眼热就退下来。"

《本草分经》讲，茯苓泻热而下通膀胱。它并不是什么寒凉之药，能够泻热，是因为它下通膀胱，令水热代谢走。

《药性赋》记载，茯苓其用有六，第一利窍而除湿。如果眼窍、鼻窍老是出水，如迎风流泪、鼻流清涕、口流涎水，耳朵流水，用茯苓可以利下去。

第二益气而和中，气不足了，四君子汤就可以和中。

第三小便多而能止，小便多了茯苓可以止。六味地黄丸中有茯苓，金匮肾气丸也有茯苓，夜尿频多，它可以治。

第四大便结而能通，这点比较难理解，茯苓利水，大便会更干，怎么大便结，它反而能通，因为茯苓作用是双向的，利水也健脾，脾主大腹，它可以让脾肠动力加强。

第五心惊悸而能保，你看朱砂安神丸、天王补心丹，我们用朱砂配点茯神、茯苓下去，可以治疗害怕受惊，像惊弓之鸟一样的人，你就一定要想到茯苓。有些小孩子掉到水里被救上来，从此胆战心惊，都不敢听身边人大声讲话，所以有些人说："我神经衰弱，别讲话那么大声好不好，我的心受不了。"用茯苓、茯神，可以将他的神乱伏下来。

你看那小孩子一哭，你就摸他的背安抚他，茯神，就可以安抚他的神志。

第六津液少而能生，旧水一利，新水就生出来。有人说，利水不是让人更咽干口燥吗？不，茯苓跟一般利水药不一样，它能健脾，还能升清，它升清降浊为一体。好像水井一样，老是不打它，先是变浑浊，然后变少，最后变干了，你老打它，水就清澈，又不断生水，所以汗孔以常发，尿道以常通。

《本草纲目》记载，茯苓气味淡渗，上行能生津液，开腠理，下走可以利小便而通膀胱，它能上能下。

《肘后方》记载，服用茯苓百日，肌体滋润，延年耐老，面若童子。

《本草蒙筌》记载，茯苓通小便，却不会走精气，所以茯苓配熟地，可以推陈出新，使肾中浊水排走，清水再生。

有一个小伙子，晚上水喝多了，就流精，其实流的是水湿，他就不敢喝水，不喝水，晚上又会干渴燥醒，怎么办？用熟地、茯苓煮水，就没事了，补了肾，肾经上络咽喉，所以咽喉就滋润了，又利了浊水，就不流精了，所以茯苓通利小便不走精气，它不会将精给利走。

你试一下服车前子，滑利的，还有萹蓄、瞿麦、地肤子利水很厉害的药，吃了以后，普通精关不固的，晚上一下子就流尿了，或者尿憋不住，一咳嗽尿就出来了，或者晚上流精。而茯苓优于其他利水药，它不走精气，所以张仲景利水药里，经方里过半用茯苓，对茯苓情有独钟，就是因为它太完美了。

茯苓还可以利腰脊间死血，我们说血不利则为水，水不利则为血，有些人久坐腰痛，一定要重用白术、茯苓。一般腰痛的人，老师跟你讲，他多是久坐，因为腰痛站不直，又走不了，干不了活，就会久坐，久坐又会加重他的腰痛，腰痛又会让他不得不久坐，久坐坐得不得了了，他就会卧，这时重用白术、茯苓各50克，久坐腰痛没有不轻松的。

所以你说，用壮腰的药，用地黄丸，用壮腰健肾丸，用安胎丸，用大活络丹，怎么腰痛还不好？重用茯苓、白术，治久坐伤，特别是早上起来，腰很板硬，活动个十分钟半个小时，才灵活的，重用茯苓。

在任之堂的时候，天气突然转凉，有个学生腰弯不下，大家说不要麻烦余老师，我们自己先解决，药房里抓个100克的茯苓，再加上姜枣一起熬来喝，一次就好了。

茯苓重用，再加生姜、大枣，一吃腰就弯下去了，他说吃完以后，尿量是正常尿量的两倍。你们记住，一般茯苓要跟姜枣同用，为什么要加姜枣？姜枣让生化有源。你们以后碰到这种突然间腰痛，天气冷，就要加姜枣，天气不冷可以不用，气血少了要加姜枣。

茯苓乃利水行湿圣药，可以定惊痫，惊痫是什么？受惊发羊癫疯，口吐痰水，抽搐，是因为水饮上头了，大脑才不听使唤。

痰饮想要到大脑里来，占据我们的指挥部，让身体听它指挥，让身体成为它的提线木偶。不！我们就要重用茯苓80克、100克，让痰饮往下走，那头脑清爽了，癫痫发作就少了。

我们这三年治了好几例癫痫，都是一个月发作一次变三个月发作一次，半年发作一次的变一年发作一次，有些一年发作一次的，干脆就不发作了，为什么？你看我的方子里基本上都有治痰饮的二陈汤，因为怪病都由痰作祟，二陈汤里重用茯苓30克、50克、80克，因人而异。

所以癫痫你要想到水饮作怪，癫痫在我们看来，它叫水怪，你看一抽就吐白沫，所以它是风病与水病，风就要用天麻、钩藤去平息它，水就是要用白术、茯苓去治它。白术、茯苓是治水圣药，天麻、钩藤是平肝神品。

茯苓还可以和魂敛魄，所以有些人吓得魂飞魄散，怎么过得如此失魂落魄，泡点茯苓茶，或者吃点茯苓饼，就调和了。

有些孩子老是哭叫，吃点茯苓饼就好了，这不安、害怕、哇哇哇地哭，吃了茯苓饼，就安住了。

如果一个人心虚，女的流白浊，即白带，男的遗精，就用白茯苓粉末2钱，用米汤调服，每天吃两次，就会好，但是要买到真茯苓，假茯苓没效。

《儒门事亲》记载，小便多固不住，用茯苓跟山药打粉，然后再调成米粥样来服用，就可以治疗小便多，就是说尿收不住，用山药茯苓粉。

《原病式》记载，茯苓汤治湿泻，如果吃了凉饮或者受凉，老是拉稀水，喝水拉稀水，吃饭也是拉稀水，不要紧，茯苓、白术两味药，打成粉，每次水煎 1 两，吃下去，白术可以健脾，让肠道干爽，茯苓可以利水，利小便可以实大便，水泻马上就好。

《补缺肘后方》记载，治疗面皯，就面部长一些干燥的斑，硬硬的，用蜜和白茯苓，叫二白散，白蜜，白色的蜂蜜，再加上白茯苓，两个打成粉，涂抹在脸上，七天不要洗脸，七天后面上的皯就会脱掉。

我们再看产后心悸。有一户人家，妇人生完孩子以后，一直心悸，心脏跳动不安，酸枣仁汤、归脾汤、天王补心汤、麦门冬汤都用了，病依然如故，众医束手无策。

突然有一人说，何不用补药以缓之。

张锡纯就想，反正没有办法了，可以试一试，结果用茯苓 4～5 两进去，补脾胃还能安神，第二天起来心再也没有慌了。

张锡纯马上就记载，茯苓乃治心悸要药，也是治汗出之神品。这个常用药，却可以有神效，产后心悸者，可以用它。

我们再看脾虚痔疮。《东坡杂记》记载，如果碰到一些痔疮久不愈，久不愈多脾虚，就用黑芝麻，九蒸九晒，茯苓去皮，加些白蜜，然后把它们做成面，食之甚美，如此服食多日，气力不衰，而痔疮自退。

它不单治虚人痔疮，还可治虚人脱肛、虚人贫血、虚人关节痛、虚人胃下垂、虚人腰痛、虚人脸上长斑、虚人目暗无光、虚人耳鸣耳聋、虚人头晕目眩。总之一切虚人之病，就是黑白配，黑芝麻配白茯苓，黑白可以心肾交泰，同时白茯苓健脾，黑芝麻补肾，二者合用可以脾肾并补。

孙思邈也讲过，茯苓久服百病皆除，这种赞誉是非常高的，苏东坡采用茯苓芝麻面，治疗痔疮方法有九百多年，至今民间仍用此法疗痔。方法就是炒熟的黑芝麻碾碎，跟茯苓粉混合，每日服用 20 克就好。

茯苓治疗风湿。相传成吉思汗在中原作战，连绵下雨以后，士兵水土不服，不是拉肚子，就是关节痛，偶尔有几个士兵服用茯苓以后，居然不拉肚子，关节也不痛，然后可汗就大喜，派人大量采集，然后将士吃了以后，就打胜仗。

所以茯苓对水土不服之风湿的神奇功效也被广为传播。

苓术散治疗小儿流涎。韩世荣老先生的经验，用白术、茯苓研成粉，加点冰糖，每次各用20～30克，放在锅里蒸，然后分三次服，小孩子口流清水，病程最短的半个月，最长的有一年多，几乎吃几次就会好，一般一剂就痊愈，最多不过三剂，这两味药可以治疗小孩流口水，因为脾开窍于口，脾主水湿，白术、茯苓是健脾圣药，它们也是利水神品，除湿圣品。

看《得配本草》记载茯苓的配伍。

茯苓配白术可以逐水，把水赶走。譬如马某，老是嘴角溃烂，无论怎么消炎还是溃烂，没有好转，然后这医家就领悟了，他说这个桌脚老是烂老是烂，怎么办？一定要用砖把它垫起来，放在二楼它就更干爽，所以要除湿。

同样，这个嘴角溃烂，它腐烂溃烂，像湿腐木一样，怎么办？白术、茯苓两味药煮水，吃完以后，嘴角溃烂就好了，随访两年都没再复发，本来反反复复，几个月都没好，就吃了两剂药就好了，所以茯苓配白术可以去水湿，水湿去了以后，他嘴角溃烂自动愈合。

茯苓配人参，可以通胃阳，胃下垂了，吃了可以升脾胃，抬高胃的高度，装饭就装的多了，所以委屈憋闷，老是受打击的人，让他吃点人参茯苓粉，他就会有干劲。

茯苓配艾叶，可以止心汗，心胸这一块老是出汗，茯苓加艾叶可以治好。

茯苓配半夏，可以治痰饮，老是咽喉涌出痰来，用茯苓半夏饮。

茯苓配木香，可以治疗小肚子痛、腹泻。

茯苓配天花粉，可以治疗消渴。

茯苓配合朱砂，可以治疗心悸。

茯苓配竹叶，可以治疗口腔溃疡或者发热。

茯苓配甘草，可以治疗脾虚力弱。

茯苓配熟地，可以治疗肾虚腰酸。

茯苓配泽泻，可以治疗啤酒肚、将军肚。

茯苓配车前子，可以治疗膀胱炎、尿道炎、前列腺炎。

茯苓配干姜，可以治疗风湿关节痛。

茯苓配陈皮，可以治疗脾虚不爱吃饭。

茯苓配枣仁，可以治疗晚上失眠睡不着觉。

茯苓配远志，可以治疗老年人健忘。

黄 芪

> 黄芪补卫而止汗。

卫是什么？卫就是抵抗力。在人体的肌表，布满一层卫气，让邪气不得进入，卫气色是清白的。

鼻炎打喷嚏的人，是鼻子的卫气出现漏洞了。

腰怕冷的人，是腰的卫气出现漏洞了。

膝盖痛的中老年人，是膝盖的卫气出现漏洞了，觉得凉飕飕。

卫气非常重要，其他一般药补不到，黄芪可以补得到。

所以黄芪白粥，是体虚力弱的中老年人的养胃圣品，这个胃既包括脾胃的胃，也包括卫气的卫，因为卫气源于中焦，中焦出自脾胃，所以它同时养脾胃和肌表，因为肌表属于肺，肺是肌肉土所生，土能生金。

欲补其卫气，必先壮其肌肉。欲壮其肌肉，必先补其阳明。

阳明者，脾胃也，故脾胃健壮，则百痿不生，各种痿弱、虚劳都不会出现。

大洋是一位85岁的老人，癌症第六年，我一进山，他就来找我，他问我该怎么办？

我让他长期服大枣粥，喝上层的粥油，因为粥油能够补卫固表，大枣可以养血，一红一白，气血双补。

他说吃了就有力气，不吃就没劲，一直吃，活到现在。

可见癌症并不可怕，没有正气才堪忧。

君子忧正虚而不忧邪胜，正胜邪自退。

所以正气的代表就是卫气，卫兵，就是士兵的战斗力，所以用一种时髦的说法，黄芪可提高我们细胞的战斗力。

假如我们鼻孔出现"漏洞"，打喷嚏，用黄芪配辛夷花，鼻子的细胞战斗力就加强了。

假如我们目珠的战斗力下降，迎风流泪，眼花，用黄芪加枸杞子、菊花，可以提高目睛的战斗力。

假如老年人口中老泛清水，脾胃战斗力下降，嘴巴出现漏洞，用黄芪加山药、芡实、益智仁，可以提高脾胃开窍于口的战斗力。

假如肩周炎，天气变化发作，用黄芪加桂枝汤，提高四肢的战斗力。

假如腰老是酸，用黄芪加六味地黄丸，提高腰肾战斗力。

假如肚子老消化不良，长期虚胀，我们就用黄芪加焦三仙，补气消积，何患虚胀不愈。

黄芪这一味药补卫，加到哪个汤方，哪个汤方就给力，这是中华名药。

黄芪补卫而止汗，卫兵可以起到防守作用，汗乃心之液，把卫气补牢，肌肤腠理就会固密，卫气是司开阖的，卫气足，人就不会出冷汗、出虚汗。

所以用玉屏风散可以止自汗，用黄芪四物汤可以止盗汗，屡用屡效。

《神农本草经》记载，上品，芪者，在古代写作"耆"，指老年人、体虚之人、筋缩之人。

上次有一位老阿婆，她说她要去截短裤子，因为这几年人矮了，殊不知是骨节萎缩，失水了，气不足了。

黄芪就有益于缓解老年人萎缩的速度，所以它是抗疲劳，也是抗衰老的要药。

黄芪在补气药里，被认为是最和谐的，无论是它的价钱，还是它的补力，都容易为人所接受。补气药在大家使用范围内，用量最大的不是人参，而是黄芪，所以黄芪在补气领域里居首位。

黄芪味甘性温，入肺、脾经，补气升阳。

升阳不是简单的让脏器下垂、胃下垂、脱肛升起来，还有一条重要的功效，是让一个抑郁没自信的人，受委屈的人条达。逍遥散可以救抑郁的人，但是它救不了虚劳的人。有一种因虚致郁的，逍遥散怎么逍遥，他都逍遥快活不起来，补中益气汤一下去，乐了。为什么？膻中者，臣使之官，喜乐出焉。

肝喜条达而恶抑郁，所以要记住，实郁一般用逍遥散，虚郁用补中益气汤。

人一般想不开，都是在什么时候？是在沮丧、受委屈、不被理解时，所以这种想不开，用逍遥散好难逍遥起来，就用补中益气汤，中气足以后，笑脸开，所以这种升阳是一般药不具备的，张锡纯表示，黄芪配知母，人就会快乐。

所以升阳，阳者，就是喜乐，升阳就是提升你的快乐和幸福感，所以黄芪用现代说法，可以提高现代人的幸福感、喜乐感。特别是城市里奋斗，压力大，老说疲累烦这三个字的人，可以用黄芪升阳。

黄芪是一味非常给力的药，益卫固表。玉屏风散，它就是固表金钟罩，提高抵抗力。

番禺有一位鼻咽癌的病人，他放、化疗以后，不敢出门，非常怕感冒，担心一阵风过来把他吹垮。我让他用姜粥水送服玉屏风散，靠姜粥养胃，加玉屏风散固表，把他的抵抗力提起来。

益卫固表，增强身体的边防能力。益卫，换一种说法，就是增强细胞的边防抵抗能力。固表，就是提升皮肤的厚度。

所以黄芪有一个说法，称为厚元气，让体内元气的密度变厚，变浓稠。跟老人一起交流，会发现老人的气好弱，往里收；跟小孩一起交流，发现他气焰高涨，这是卫气足的表现。

黄芪可托毒生肌，黄芪配皂角刺、当归、川芎，可以治疗毒痈溃烂不收口。

《外科证治全生集》记载，疮痈初期要解毒，中期要活血，后期要补气。这疮痈到后期溃烂老是不收口，要重用黄芪。

半年前，一位80岁的老人，屁股有一个鸡蛋大的褥疮，老不收口，家人问我该怎么办？

我问："他平时吃什么？"

家人说："平时吃点麦粥之类的，嚼东西都很难，老人家现在不收口，很不好服侍。"

我说："你把黄芪熬浓水以后，加到麦片粥里头给他喝。"

想不到才吃半个月，褥疮完全收口。

褥疮一收口，老人就可以在床上翻来翻去了。

以前没收口的时候，动都不敢动，收口以后，这生存质量就提高了。

黄芪味甘性温，甘甜益力生肌肉，所以它可以长肌肉，让人有雄健的体魄。

你看身体长一个烂疮，年轻人容易长回去，老年人就不容易收口，就用黄芪熬粥，黄芪熬麦片，为什么？麦片粥都属于什么？粮食，粮食就是甘的，它就能养肌肉，再加黄芪，收口就更快。

黄芪还能升阳，升阳就可以让一个人阴暗消极的想法减少，让人有积极阳光的念头跟精神。

所以黄芪是真正的自信之药，我们讲过，黄芪、党参、大枣，称为自信三宝。所以老师有的时候看病那么快，病人一来，抑郁的，用四逆散，一看他讲话消极，对治疗完全没有信心，加自信三宝，黄芪、党参、大枣，他一吃完药就来找你，为什么呢？上次吃了药，人舒服多了。

中医要建立信心，就是要从学会这自信三药开始，你要排解忧愁，就要学行气药；你要化解嗔恨，就要学清热解毒药；你要步履轻健，就要学壮腰肾药；你要神清气爽，就要学解表药。

黄芪还可以利水消肿，这点一般人比较难想到，以前有个大名人得了水肿，他不相信中医，一定要用西医治疗，后来屡治不效，就让中医试一下，中医一出手，就把水肿给消了，就是黄芪加赤小豆，他才不得不服。

因为肿出于什么？出于脾，脾主肌肉，肌肉里的水挤不出去了，是因为肌肉没力了。

你看水肿的人，你叫他握你手，没什么力的，你看气力足的大汉，一下子把毛巾的水拧干，气力虚的小女子，反复拧也拧不干，毛巾还是那样沉甸甸。

所以水肿的双脚，沉甸甸的样子，就像毛巾，我们用黄芪来补足气力，赤小豆开沟渠利尿，水就挤出去了。

黄芪利水消肿是什么机理？是通过补气将水挤出体外去，它跟车前子、萹蓄、茯苓不一样，这些药是纯以利水为方向，淡渗利湿的，而黄芪是补气的。

在经方之中，假如你要治浮肿水气，黄芪一般要用到5两，100～200克。有些人说："曾老师，我听你的用黄芪，怎么这个踝关节还有点肿呢？"

我问他用了多少？他说用15～20克。

第一个可能用不到上好黄芪，第二个用的剂量太少。

质量数量都下降，就达不到满意的疗效，应该用100克，那水就排出去了。

所以治疗虚胖，喝水都胖，防己黄芪汤，黄芪重用100克，吃五剂以后，会觉得身体像减掉十斤一样，轻松了，要那种喝水就胖，舌苔水滑，走路肉像水一样晃来晃去的效果最好。

黄芪如果用中等剂量，90克左右，可以治身体不仁，风痹。什么叫身体不仁？就是麻痹没感觉。没感觉，叫木了，麻木了，麻木不仁，那么我们用黄芪桂枝五物汤，就能够恢复病人的麻木不仁，所以有些养尊处优的人肌肤麻痹，或者背上、胸口、大腿有一块拳头大小的寒冷区，这时用黄芪桂枝五物汤，重用黄芪90克，就可以增加卫气的密度，使漏洞得到弥补。

去年我们碰到一例，大腿有巴掌大的冰冷区，有鸡蛋大小的时候他不以为意，现在变到巴掌大了。他问这是什么病，是不是中风的先兆？是不是这条大腿要瘫痪了？老师也不能诊断他这个叫什病，不能具体告诉他。

我们要用中医思维分析，巴掌大小，用手抠它没感觉，凉凉的，用黄芪桂枝五物汤，黄芪重用到90克，再加桂枝汤，浓浓的，煮出来又甜又辣，甜能让人血气足，辣能让人兴奋有温度。

他说："第一剂服下去，觉得这周围的血气好像蚂蚁一样爬来爬去，第二剂扑通一下，这血水好像一下冲过去，巴掌大的寒冷就没了。"

吃了五剂以后，他腿脚怎么走也找不到那种寒冷感觉，巴掌大的"漏洞"找不到了。

黄芪居然可以治千疮百孔，普通的身体有一两个寒冷漏洞，它修复就是小菜一碟。寒冷漏洞，这是老师给它起的名字，黄芪桂枝五物汤可以补之。

后来他又介绍一个人过来，高村的，后背心拳头大小的凉冷，他早年挑担走大洋，大洋十多公里啊，要将一百多斤挑上去，再挑下来，海拔六百多米。

他那段时间，挑过度，虚劳以后，后背一直痛，我们客家人叫后八卦痛，为什么叫后八卦？因为后面背诊。你们都知道有腹诊，有眼诊，有脚诊，有手诊，有面诊，有脉诊，还有一个背诊，这个很少有人知道。

碰到这后八卦疼痛，我怎么用呢？

我用黄芪桂枝五物汤，黄芪重用加桂枝汤，再加姜黄20克，姜黄最入后背。

不加姜黄，它会走到四肢、头上或脚下去，黄芪重用可以达到脚，桂枝汤可以达到手和头，加了姜黄，才可以达到后背。

他服了第一剂背就不凉了，但还有点麻麻的，第二剂后麻感也没了。

连服五剂，这手甩来甩去都好舒服，所以他们高村一下过来好多人，我们的口碑就这样来的。

老师把他诊断为漏洞，黄芪可以补漏。

漏尿，黄芪加金樱子；漏精，黄芪加枸杞子；漏口水，黄芪加益智仁；漏眼泪，黄芪加菊花；耳流清水，黄芪加入耳窍的菖蒲；咳而流尿，黄芪加升麻；漏汗，黄芪加防风。

人的手觉得没力，拿东西就掉了，握固功能下降，黄芪可以加桂枝汤，提高握固功能。

书上记载的风痹、身体不仁，其实就是卫气漏洞。

所以我们写这种病名的时候，就可以写到这种肌肉气血漏洞。

黄芪小剂量，比如1两、2两，就20克、30克，它治什么？治各种虚劳不足，抵抗力下降，就风吹草动身体容易发生剧烈感应的，如过敏性疾病，动不动就这痛那痛的，虚则百病欺，就用黄芪补虚劳。

古医家对黄芪赞誉极高，张仲景的黄芪桂枝五物汤，治疗血痹；李东垣的脾胃论治疗一切虚劳、胃下垂；王清任的补阳还五汤，治疗中风瘫痪，瘫痪不单是一个部位卫气不足，而是半边卫气全漏了，所以他重用黄芪，常用到100～200克。

国医大师邓老，更将黄芪功用发挥到登峰造极的地步，用它来治重症肌无力，就整个人像废人，最后严重的话，眼睛睁不开，嘴巴吞不进东西，不能呼吸，就死掉了。

邓老认为人的眼皮乃肌肉组织，所以用黄芪能够让肌肉开合有力。

人呼吸肺要靠肌肉去牵动，所以用黄芪。

人嘴巴吞咽也要靠肌肉跟韧带去牵拉，用黄芪。

所以补中益气汤可以让眼睛不疲劳，呼吸深沉，吞咽有力。

中医治到后面的话，我们已经不是在治病了，而是增强病人的体质。

《神农本草经》记载，黄芪主治痈疽久败疮。

长痈疮溃烂，久败疮，如青春痘，疮口老是收不了，用黄芪。

排脓止痛，将那些脓浊可以排掉。

大风癞疾，就是中大风，身体都麻木了。

五痔，五脏六腑不调，痔疮下垂，鼠瘘，肛瘘，都可以用黄芪。

小孩子脾常不足，所以小孩子百病，大都以补脾胃主，补脾圣药白术和黄芪就是小孩子要药，再加点防风，就黄芪得防风，补而不滞，防风得黄芪，卫外有动力。

《名医别录》记载，五脏恶血，五劳虚弱，可以用黄芪，这叫补气活血。

什么样的人有瘀血一活就通了？年轻人，中气足。中气虚的人患紫癜，身体有瘀肿，好久都好不了，就要用黄芪四物汤，只用四物汤、桂枝汤，血活不了，一定要加黄芪，它推动力就强。

《药类法象》记载，阴疮必用黄芪。

什么叫阴疮？就是气虚下陷所致的疮，疮爆出来的，不要急着用黄芪，先用解毒的药，把毒解了，然后疮陷下去了，再用黄芪，它可以托，可以升。

《本草分经》记载，黄芪补肺气，温三焦，壮脾胃，实腠理，泻阴火，解肌热。

这个解肌热，普通人不能理解，补气药怎么还能解肌肤烦热？

甘温除大热，有些人不是吃煎炸烧烤上火的，而是长期疲劳以后，身体上火，浮热。

前天一个修车厂的大叔，天气冷的时候，他老觉得身体热热的，晚上睡不着觉。

他问："该怎么办？"

我说："你去买旱莲草，要不你自己去采。"

他问："什么叫旱莲草？"

我说："旱莲草，客家话叫乌墨草，又叫墨旱莲。"

旱莲草开的是小白花，捣烂了是黑色的汁水，小白花捣烂了变黑，它就可以由白转黑，白就是白天，黑就是黑夜，由白转黑是什么？心肾交泰，心就是火热，肾就是水，所以它可以凉血，心肾一交泰，血就凉了。

吃了三天，昨天发来消息说，好得很，腿脚不痛了，晚上不失眠了，心不烦了。

我当时为什么会这样想；因为我想到秋天属于白，冬天属于黑，现在是秋天要转冬天的时候，转不下去，一气周流转不下去，就会烦热，就是说气由地表而转到地底下去，日落黄昏，转不下去，就可以吃旱莲草。

翻来覆去睡不着，就是阳不入阴，那旱莲草是白色的花，一派阳气，捣烂后，黑色的汁，白转黑，不就是阳入阴吗？阳入阴就可以得到好的睡眠。

以后碰到这些焦躁失眠身体烦热的，旱莲草捣汁，加一点点糖也可以，口感还不错。

黄芪甘温除大热，补中益气汤中有黄芪，再加旱莲草，就可以清掉失眠引起的心烦热，即虚烦虚热。所以你们治疗虚烦不得眠，用栀子豉汤，如果再加点旱莲草，长期虚劳虚累，再加黄芪，效果就比较好。

《药性赋》记载，黄芪其用有四，其一，温分肉而实腠理，它可以让皮肉温暖，所以手脚冰凉，用黄芪桂枝汤；其二，益元气而补三焦，如果讲话气力不够，声音不亮，黄芪可以配党参，即补中益气汤；其三，内托阴证之疮痈，这个阴疮疮疡下陷，我们就可以用托里消毒散等疮科的妙方，把阴疮托出来；其四，外固表虚之汗水，表虚以后就会一直出汗，用玉屏风散。

《景岳全书》记载，黄芪生用，可以治痈疮，炙用可以补虚损，即用蜜制的黄芪。

《本经疏证》记载，黄芪根中央是黄的，往外一点，是白的，再往外褐色的，三界分明，所以它是肺、脾、肾并补。

白属肺，黄属脾胃，它叫黄芪，以黄为主，褐黑入肾，所以它是肺、脾、肾并补。

山药也是肺、脾、肾并补，所以黄芪配山药粥，可以治疗老年人肺喘肺痿，脾胃消化不好，还有肾虚。

《本草思辨录》记载，黄芪和牛膝，它们一个往上走，一个往下走。

《医学衷中参西录》说，黄芪善治胸中大气，胸中大气即宗气，是肺叶能够收缩舒张的原动力，如果中气下陷，肺活量就会减少。

几乎所有的病人，病重过程中，都伴随肺活量下降，由刚开始能大步走，变成小步走，小步走变成能站，能站变成能坐，能坐变成能躺。

肺活量逐渐下降，而黄芪提高肺主橐龠的能力以后，让你躺着就想坐，坐着就想站，站着就想走，走着就想跑，跑着就想跳想翻跟斗。

老人便秘，用绵黄芪，上等的黄芪放在嘴里嚼，绵绵的，棉絮棉布一样。

黄芪、陈皮各 25 克，打粉末，再配合麻子仁，或者黑芝麻、蜂蜜，对于老年人的便秘效果好，因为黄芪补气，麻子仁润肠，或者黑芝麻，补气润肠，陈皮行气，白蜜润六腑，这个是治疗老年人便秘的好方子。

《妇人良方》记载，胎动不安，用黄芪配川芎，加糯米一起煮，糯米比较黏，它可以黏附阴阳。

《太平圣惠方》记载，肺痈，吐脓浊，用黄芪 100 克打粉，每次服 10 克。这个排脓效果就会增强。

黄芪用得好，它下可以排水肿，上可以排肺里脓痈，所以它排脓解毒，利水消肿。

张锡纯碰到本村一位半百的阿姨，老是咳嗽，咳得很厉害，厉害到上气不接下气，张锡纯就用黄芪、知母，煎汤数剂就减轻了。

气不通则咳，再加当归、丹参，因为晚上咳得厉害，夜咳加当归，连服十剂痊愈。

所以你们碰到久咳不愈的病人，别忘了加黄芪、知母，可以起到通血气的作用。

沈阳有一 30 岁的壮汉，少腹部长了个疮，开始溃烂，连续有好几个孔，治了很久都治不好。

张锡纯就给他开方，黄芪、天花粉各 1 两，乳香、没药、银花、甘草各 3 钱，煎汤连服二十剂，溃疡之处，生肌排脓外出结疤而愈。

始终都没有用外敷生肌药，全凭内在正气足，将毒疮收口。

所以你们要知道，这些疮痈烂口，不一定用外涂的药，只要体内正气足了，就把疮托出来了，修复好了。

邓老的这个经验登报了，用黄芪 120 克，防风 9 克，仿王清任治脱肛，黄芪防风汤，治疗肛门脱垂或者子宫脱垂，就此两味药。

黄芪可以下死胎，为什么？推陈出新，死胎在身体已经属于陈旧物了，所以重用黄芪可以增加子宫的收缩能力。

邓老碰到过一例胎死腹中的病人，刚开始用平胃散加芒硝，下不了，再用脱花煎，还下不了，后来用王清任的加味开骨散，重用黄芪120克，一剂便死胎产下。

开骨散就是龟甲汤加川芎，明代又叫加味芎归汤，重用当归、川芎。

用黄芪上火怎么办？加点陈皮、枳壳，为什么加陈皮枳壳，就可以防上火？

气有余便是火，那让气流通畅，不聚在一处，那它就不火了。

如果觉得最近好烦躁，用一点柚子皮或者陈皮来泡水，就不烦了。

妊娠水肿，又叫子肿，即怀孕的时候，身体肿，用黄芪加山药各三十克煮水，临证运用三十余年都能起效，两味药食同源，培土生金，金能生水，小便自利，利水而不伤正。

李某，怀孕七个月，颜面浮肿四肢肿，路都走不了，用黄芪山药汤，服了三剂肿就消掉了，孩子还安全顺产。

接下来我们看《得配本草》黄芪的配伍。

黄芪配枣仁，可以治疗心悸自汗。

有些人说："我老是冒汗。"

问他："有没有心慌？"

他说："没有。"

好，用玉屏风散。

问他："有没有心慌？"

他说："有。"

好，玉屏风散加枣仁。

黄芪配干姜，可以暖三焦，排水湿，所以有些人肚腹肿胀，用黄芪加干姜，可以排水。

黄芪配黄连，可以治疗肠风下血。

黄芪配茯苓，可以治疗气虚白浊，就是气不够，白带量多。

黄芪配川芎、糯米，可以治疗胎动腹痛。

黄芪配当归，可以补血，治疗贫血，面色无华。

黄芪配升麻、柴胡，可以发汗。

有一些虚人感冒，怎么用感冒药都没效，因为体虚得不到补充，用补中益气汤可以治疗虚人感冒，但是要加一些解表的荆芥、防风、升麻、柴胡。

黄芪配人参、白术，可以治疗脱肛、子宫脱垂。

黄芪配龙眼肉，如归脾汤，可以治疗崩漏下血。

黄芪配生地、黄柏，可以治疗阴虚盗汗，晚上汗多，用当归六黄汤。

黄芪配人参、肉桂，可以治疗痈疮溃烂，为什么？十全大补汤，黄芪加人参、肉桂，起到阳生阴长作用。

所以想要让肌肉长，首先要让阳气长，黄芪配人参、肉桂，就可以长阳气。

八珍汤只能够补气血，八珍汤加了黄芪、肉桂，黄芪补什么？补气，肉桂补什么？补阳，气阳补了，叫阳生阴长，肌肉就长，所以要长肉，不能只服八珍汤，要服十全大补汤，也就是八珍汤加黄芪、肉桂。

但是要补气血，让血气红润，就可以用八珍汤。

想要治疗身体虚浮虚肿，如激素过度使用以后，满月脸、水牛背、将军肚，用防己黄芪汤。

想要治肢节麻木，用黄芪桂枝汤。

想要治肩周炎，风湿痹痛，天冷加重，用蠲痹汤，非常好用。

山 药

> 🪶 山药益肾而补中。

山药不单益肾，补中焦脾胃，还补上焦肺，它是肺、脾、肾并补。

山药能生津益肺，秋冬天熬点山药粥喝，可以少咳嗽，口不容易干。

山药能补肾涩精，尿频尿多的人可以用。

你看这个缩泉丸，用乌药、益智仁这两味药为主药，然后用一味药粉来糊成丸，这味药粉是什么？山药。

乌药暖下焦膀胱，益智仁能够缩尿，但它们两个中间还缺一味山药，把它糊成丸，就可以加强缩泉丸补肾涩精缩尿的功能。

无论是大便溏泻还是小便频多，熬山药粥皆可，因为肾司二便，司小便，山药就能够涩精止遗，固尿，收膀胱；司大便，山药就可以健脾补肾，固肠止泻，这是其他药所难以达到的效果。

以前我碰到一位草医，他是运用山药的高手，立下战书，就说别人治不好的一切腹泻，找他必好。

用什么方法呢？吃山药，长期吃，当饭吃，而且要买正宗的淮山药，不要那种可以当粮食的一般的山药，因为它达不到药效。

无论是脾胃虚，还是胃胀满；身体是干瘦干瘪，还是肥胖肥满，山药都是非常好的。

张锡纯对山药更是情有独钟，他常用一味山药药专量大，治疗各种属于虚劳的杂病，一剂知二剂愈。

因为山药甘甜益力补虚劳，所以五劳七伤，你首先要想到山药。古人有个名方叫无比山药丸，就是已经没有药物可以跟山药比了。

《神农本草经》讲，山药味甘温，主伤中。哪些行为会伤中？吃冷、吃热、吃着急、吃太多，还有吃了不该吃的东西，就是一切没忌嘴的东西，通过忌嘴以后，再服食山药，就可以把中焦调好。

还有什么行为可以伤中？生气，木克土可以伤中，愤怒后没胃口；脏腑本脏所伤，思伤脾，思能伤中焦，久思后没胃口；悲伤中，子盗母气，悲痛后没胃口；恐伤中，正常是土克水，但是如果洪水泛滥，洪水反而会过来侮辱土壤，叫反克；喜伤中，喜极而泣，乐极生悲，喜是一种情绪，叫激动，脾胃喜缓，激动会伤到它。

所以只要情绪没有调控好，就会影响胃口。

总体来说，本身吃撑、吃胀、吃不恰当的东西伤了胃，可以服用山药；情绪波动伤了中，也可以服用山药。这就是《神农本草》上讲的"主治伤中，山药是也"。

长期服食山药，健脾，脾主意，它可以让人有耐力，就是说有坚强的意志力，有耐力的人，一般体能比较好。

山药补虚羸，虚羸少气，你看这个羸，亡口月羊凡，像小羔羊一样，弱弱的，叫虚羸少气，你看羸通累，比如最近好累，吃点山药最平安，补中益力气。

补中益气丸，治疗虚羸少气，再加100克山药下去，不可思议，中气就补起来了，人的形体也补起来了。

山药补中，能除寒热邪气，它是真正的"和事佬"。

有人吃热的会上火反酸，吃寒的就胃凉拉肚子。那就建议他吃性平的山药，半夏泻心汤加山药 30 ～ 50 克，就没事了。

所以一个人既表现出寒的症状，又表现出热的症状，那就补中用山药。

去年碰到一位更年期妇女，完全靠吃山药好的。她是在路上碰到我之后说她最近老烦躁，见谁都想发火。

当时想到安全用药，就让她大剂量服食山药，口渴了喝山药粥，饿了吃山药渣，如果吃不下，山药渣搞出来，再放到锅里，放点面粉下去，煎饼，吃山药饼。反正样样都不离山药，半个月全好过来了。

脾比较虚的，就用山药饼；胃比较弱的，就用山药粥。

张锡纯推崇山药粥，曾说过："志在救人者，慎勿以为寻常服食之物而忽视之。"

山药粥被记载在敦煌遗书上，但它不单是一味山药，还要加芡实和粳米。此粥善补虚劳，益气强志，壮元阳，止泻精，神妙。

《名医别录》记载，山药止腰痛补虚劳。

有一妇人生完孩子以后身体老是回壮不了，消瘦，本来是鹅蛋脸，突然间变为瓜子脸，消瘦下去，她问怎么办？

我让她吃山药大枣粥。

吃了一个多月，瓜子脸又变成鹅蛋脸，饱满起来。

老师体会到，山药真的补中益力长肌肉。产后多虚怎么办？山药大枣粥常服，它可以充实五脏，填满六腑，她这个产后腰痛也好了，所以可以治疗产后腰痛。

山药主治头面游风，为什么风动要用山药？原来头面属于阳明经，山药最补阳明脾胃，土如果固住，这个风就不动了。

一切过敏性的疾病，吃山药没有不好转的，长期吃，服食对位，那就可以根治。

因为过敏性疾病，左痒右痒，或者打喷嚏，这些剧烈的变动，中医称之为风。风善行而数变，所以性情多变，皮肤上痒下痒，打喷嚏不拘时节的，这些都是善行数变。

关节痛，痛上痛下的，这都是风，风应该藏起来，不应该走来走去，所以老师认为，山药能藏风聚气，能补肾，能健脾，还能固精缩尿，又补肺敛气。

山药治疗眼眩，这种眩晕，无论是血压高，还是血压低它都可以治，为什么？高就是热，低就是冷，山药它能调寒热、虚实、上下、表里、阴阳，因为它是补中的，持中州，可以灌四旁，阴阳俱不足者，调之以甘药，用小建中汤，所以你们只要治疗各种虚劳体弱、胃寒胃热，用小建中汤加山药，50～100克都可以，就可以加强它建设中土的能力。

《药性论》讲，山药镇心神，安魂魄，开通心孔，善记事，提高记性，它治心气不足，健忘，人体虚弱，神魂不安。

所以胆战心惊，提心吊胆，这些恐惧紧张状态，服点甘药，甘能缓之，甘药的代表——山药。

《药品化义》记载，山药温补而不骤，就是不会那么突然，微香而不燥，它吃了不会上火，大有调肺润燥之功，可以治疗肺虚久咳，非常稳当。

秋冬天咳嗽病人开始多了，给他用山药30～50克，如果晚上咳嗽厉害，山药加当归20～30克，就可以好。

《本草纲目》记载，山药能润皮毛。

李东垣说，治皮肤干燥，以山药润之。

今天给你们讲一个老年人干燥性皮炎的案例。

现代医学认为老年人皮肤瘙痒，干燥脱屑，晚上睡不着觉，这是阴血亏虚，因为阴血多出于脾胃，脾胃不足，损其脾者，饮食不为肌肤，所以皮肤就干就黄。

有一老人，长期的皮肤干痒，燥痒，发黄，非常难受，然后用山药50～100克，加何首乌10～20克，粉调成糊，连服一个月，好了。

还有糖尿病病人，老是莫名其妙皮肤瘙痒，也用这个方，可以降低血糖和尿糖，缓解皮肤痒。

山药润皮毛，为什么？因为山药切开来，都是黏汁，质黏就能够润津液。

《本草新编》记载，山药治诸症百损，益力气，开心窍，可以发智慧，尤擅长治疗梦遗。

有个男孩子，15岁，发育阶段，老容易遗精，他问："该怎么办？"

我说："你晚上只吃山药粥，再遗精来找我。"

果然就没事了，就叫家里父母熬山药粥，或者熬粥了，如果不喜欢吃黏黏的，就把山药放在粥上面蒸，蒸熟了，就粉香粉香的，如果还不过瘾，把它切碎了，放锅里炒，反正炒了，它就可以涩精。但要记住，只能喝山药粥，晚上其他东西都不能吃，渴了喝山药粥水，饿了吃山药糊，其他的油腥鸡蛋都不要碰，一碰会刺激你的性欲欲望，这个遗精就又反复了。

连续吃两三个月，精关就能牢固。

张仲景最厉害的名方，号称识此名方治天下病，脾肾并补的，什么方？肾气丸。肾气丸里有补肾的，号称壮水之主的熟地；有补脾的山药；两个药水土并补，所以吃了肾气丸，你在哪里都可以水土服。

山药久服能够聪耳明目，聪耳因为它补肾，明目因为它能养肝，能够健脾，脾虚则九窍不利，所以眼耳鼻舌身意出问题都找脾胃。

眼耳鼻舌身都找脾胃，很容易理解，那意呢？脾主意，也找脾胃，所以有些人心猿意马，回去吃山药，因为山药大都是一根筋的。

《简便单方》记载，痰气喘急，山药捣烂半碗，还可以加甘蔗汁半碗，趁热服了，就可以好过来，痰喘咳嗽都急，食甘以缓之。

有一痰喘的病人，老是多痰，我叫他熬山药粥吃，每天晚上只吃山药粥，其他的不要吃。半个月，痰喘就好了。

《救急易方》记载，项后长一个硬肿的结核，用山药捣烂了加蓖麻子，可以敷贴。

《百一选方》记载，噤口痢，拉肚子拉到话都讲不出来，山药一半炒黄，一半生用，把它们一起研成细粉，然后水调服用，为什么呢？炒黄了它香，健脾，生用能够润胃。拉肚子就是脾升胃降都不好了，你发现吃山药粥过后，大便很润，吃炒过的山药，你发觉好香，胃口好好，脾能够健运，两个要生熟同用，健脾和胃。

《儒门事亲》记载，治冻疮，山药少许，在瓦片上，磨为泥，涂在冻疮上面就好了。

张锡纯的经验，有一个女孩，精血不流通，月经一年没来，身体劳累得话都讲不出来，这时怎么办？每天重用山药4两，煮汁，代茶饮，一个月后，体能恢复，月经遂通。

你看一个人，月经没来的时候，体能又不足，她这个身体就是脾胃虚弱。

有一妇女生完孩子后十多日，大喘、大汗、大干渴又大咳嗽，张锡纯让她用生山药6两煮之，慢慢喝，渴时代茶饮，喝天天喘就减轻，喝了三天，这个身热大汗出，就好了。

《中医验方汇选》记载，王某，39岁，得糖尿病半年多，经常口干舌燥，身难耐，用山药蒸熟后当饭吃，一次要吃将近半斤，这样吃了二十多天，消渴好了，血糖下降。

有人也吃山药，但是每天只吃两口，病重药轻，怎么会有效果？

服食药物，有的时候，传方传药，不传剂量给你，等于没传，你看人家是代饭吃的。

看《得配本草》山药的配伍。

山药配菟丝子，可以止遗精。

山药配人参，可以治疗肺虚喘。

山药配熟地，可以固肾水。

山药配薏苡仁，可以治疗泄泻，所以山药薏仁芡实粥，可以治疗泄泻，但是最好能够微炒过。

山药配陈皮，吃了能够化痰，不会腻。

山药配白术，可以治疗痰多水泻。

山药配莲子，可以治疗夜尿频多。

山药配砂仁，可以治疗纳差，即没有胃口。

山药配五味子，可以治疗老年人虚喘。

山药配地肤子、何首乌，可以治疗瘙痒。

山药配山萸肉，可以治疗肾虚腿软，容易发肝火，水亏则火旺。山药、山萸肉，刚好能够滋水清肝。

山药配益智仁，可以治疗尿失禁，尿频。

山药配黄芪、葛根，可以治疗消渴，像玉液汤，滋润五脏六腑。

山药配茯苓，可以治疗老年人夜尿频多，如前列腺炎。

熬夜，最好的夜宵，就是一碗山药粥，既能驱寒，又能健身。

老年人慢性支气管炎，用山药粥，培土能生金，效果好，所以山药配桔梗可以治疗慢性支气管炎。

三棱、莪术

莪术、三棱消坚积之癥块。

莪术跟三棱要一起讲，因为它们的功效作用几乎相同。

莪术是郁金的干燥根茎，郁金能够解胸中郁；莪术更有力量，它解郁解得更深。所以眉头锁住，就用郁金；眉头紧锁，用莪术。

无形之气聚用郁金，有形之积块用莪术。

因为郁金是行气活血，莪术是破气消积，它们在程度上不一样。

郁金主要用于肝郁气滞，莪术主要用于肠胃气滞。脂肪瘤属于肠胃气滞，肝囊肿属于肝胆气滞。

三棱、莪术想要增加破积的能力，要经过一种炮制方法，也就是醋制。醋能软坚，酸涩收敛可以涤污脓。

《日华子本草》记载，莪术得酒醋良，它可以治一切气滞，比如莪术泡酒，可以治疗瘀血跌打伤，通月经；莪术用醋制，就可以开胃消食。

三棱治疗产后瘀血腹痛，瘀血腹痛得厉害，恶露不尽，生化汤可以加三棱，就是说气、血、水三样结成包块，就用有棱角的药，将其破开来。

《本经逢原》记载，莪术入肝破血，治妇人血气结痛，从头到脚的瘀血都可以治。

　　有些妇女在月经期间，不是头痛就是腰痛，腰痛好了头痛，头痛好了腰痛，反正就得一个部位痛，可以用逍遥散。逍遥散，对于无事常生小闷气有效，可是生气日久，积累包块了，就得逍遥散加三棱、莪术。

　　三棱不单通月经，它还会堕胎，所以孕妇不要用。

　　《本草图经》记载，三棱、莪术乃最要之药，妇人多使用，因为妇人以血为用。

　　有形之血容易堵，叫瘀血，所以脸上长暗斑，三棱、莪术就可以祛掉它，腹中有积血疼痛，三棱、莪术就可以化掉它，所以妇人药中常食。

　　初病在气，久病在血。

　　刚开始跟别人动怒，不舒服，心中有梗塞纠结，我们就用柴胡疏肝散、逍遥散、四逆散，可是挂念纠结太久了，得不到疏散，那么就要加三棱、莪术。

　　七情浅郁就用逍遥散加郁金，七情重郁就要用逍遥散加三棱、莪术、三七、元胡。

　　《医学衷中参西录》记载，男子癥瘕，女子积聚，既要猛烈的攻积药，又不可以伤正气，张锡纯翻遍古药书，读完《神农本草经》，发现唯有三棱、莪术。

　　三棱、莪术其行气之力罕有能比，又不伤正气，治心腹疼痛，胁肋胀满，一切血凝气滞之症，无往不利，若以党参、白术、黄芪同用，大能开胃进食，调和气血。

　　老师碰到过顽固抑郁的病人，三个月都不爱吃饭，食积到什么程度，他已经分辨不出五谷的味道了，他说吃饭像嚼烂菜渣，像嚼甘蔗渣，嘴里渣渣的，元气不足了，所以他喜欢重口味，后来重口味都没感觉了，嚼东西渣渣的，保和丸、理中丸这些常规的健脾消积药物，他都吃过，没有效果，换了十多位医生，没办法。

　　最后用十全玉珍汤，党参、黄芪、白术加三棱、莪术，这些既补气又消积的药，服了一剂，他胃口就来了，两剂药，食欲恢复，三剂药，好了。

可见多月或多年顽积，不补气就推不动，不消积就化不了。

张锡纯说，女子瘀血，虽坚如铁石，亦能徐徐消除。

一般猛烈破血的药，都达不到三棱、莪术这种缓缓之功，二药是药中宰相，又是本草之中的将军，是将相一体的，就是说消坚积很平和，对付顽疾毫不留情。

人如果不虚，脉象摸下去有力，直接用三棱、莪术，若是积日久，脉象无力，就要佐以补药，黄芪6钱，党参3钱，这样积消而不虚，气血满壮，使破积药得到药力，更能够破除坚积。

《新疆中草药手册》记载，女子月经闭住，小腹痛，可用三棱3钱，当归、红花，再加生地四味药。三棱是君药，三棱配当归，可以活血通经，就是说由当归来补血，三棱来通血，生地来养阴，红花再来消瘀，这个方子是补通一体的，各种类型的月经经闭疼痛都可以用。因为此方连补带消，所以这样的方可以立于不败之地。

治疗食积腹胀，三棱、莱菔子各3钱，水煎服即愈。

有些人不爱吃饭，你就自己做一个开胃丸，将三棱、莱菔子打成粉，做成小丸子，如果吃饱了、吃撑了、吃腻了，就吃这个丸子下去，消血脂，消食积，还可以降血压，因为莱菔子能够通肠降腑气，凡十二经络亢盛，皆可以通过降阳明得到下顺。

慢性肝炎，迁延性肝炎，三棱、莪术、当归各3钱，具有补血活血的作用。

我们看到肝炎要怎么治？不是消炎，而是治肝，让肝气条达，炎症自去。

三棱、莪术、当归就能够让肝血流量对流起来，然后再加丹参、赤芍，让心血流量也丰富起来，最后加白茅根、青皮，体内乱七八糟的东西，直接通过青皮，重的扑通一下掉到小肚子，白茅根一下就利出小便，排出去了。

所以吃完药，尿浑浊，那些砂石一样的积滞，肝部的炎症，就通过白茅根排出体外。白茅根能够让红赤转为白，红黄的是炎症，白就是清澈的。

《本草纲目》记载，三棱、莪术，治消积需用醋泡一日，然后再炒来打粉，就是最好的消积药。有人癥瘕腹胀，用三棱、莪术，以酒微煎服，就是用酒煮它们，下一黑物，如鱼，就排下黑色的像鱼一样的积滞，然后肚子里的包块就没了。

张锡纯有一个医案，武生夫人，就是以比武考武举人的夫人，30多岁，体内长了包块，坚硬如石头，这跟她强硬的脾气有关系，为什么呢？七年之间，包块从小肚子长到胸口，最后昏昏欲睡，饭都吃不下。刚开始张锡纯名气还不是特别大，他就开了理冲汤，理冲汤中有三棱、莪术，那夫人不相信，居然不服。病人自揣，一个是认为张锡纯不是神医，不是她的缘；第二个认为自己的病已经无可救药了，干脆不吃，然后又过了一年，经常昏睡，一昏睡就一两日不醒。最后没办法，拿起张锡纯的方，一吃，吃了过后昏睡就少，再吃胃口就好，再吃三十多剂，包块皆消。

小儿疳积，3岁，面色萎黄，形体消瘦，平时老爱啃自己衣服，这个怪症，挑了四缝以后，挤出来的液体比较少，还是没有全好，后来用焦三仙配合三棱、莪术，发现六剂下去，胃口好了，吃饭香了，这个咬衣服的现象就没了。可见无积不作怪，无痰不为奇，就是说没有痰，就不会有这些奇形怪状的行为举止。

有个人走路做事像古惑仔一样，身体扭来扭去，面目表情很怪，他体内一定有痰积，要么咽喉，要么胸腹，要么手脚，要么大脑。大脑有痰，它可以发为癫痫，抽搐；胸中有痰，它可以赌气，天天跟你过不去，必须用二陈汤，再加三棱、莪术，化胸中之痰结。

记住，痰气就用二陈汤，痰结就用二陈汤加三棱、莪术，瘀血就用血府逐瘀汤，血积就用血府逐瘀汤加三棱、莪术。

看《得配本草》三棱、莪术的配伍。

三棱、莪术得酒醋良，就是说一定要酒制或者醋制，酒制能行气活血，醋制可以消积化块，化包块。

三棱、莪术配木香，可以治疗冷气攻胸。

三棱、莪术配党参、白术，可以治疗气虚长包块。

三棱、莪术配丁香，可以治疗反胃恶心。

三棱、莪术配大黄，可以治疗大肠的一切包块积聚。

三棱、莪术配川芎、牛膝，可以直接通月经。

三棱、莪术配丹参、鳖甲，可以治疗肝部的积滞痞块或者肝囊肿。

三棱、莪术配小茴香、肉桂，可以治疗盆腔积液。

三棱、莪术配山楂，可以消脂肪瘤。

三棱、莪术配神曲、麦芽，可以消肚子里的食积。

三棱、莪术配陈皮、半夏，可以治胸里痰积。

三棱、莪术配半夏、厚朴，可以治疗咽喉的梅核气。

三棱、莪术配枳实，可以通从咽喉到肛门的气。

通常，老师看到病人微烦恼，我就会用枳实或枳壳、桔梗、木香胸三药，旋转气机；如果碰到大烦恼，重积聚，久病不愈，面色黧黑，我就要用到三棱、莪术加枳实、厚朴，枳实、厚朴通上彻下，三棱、莪术逢积必消，两个搭档在一起，号称"四大武将"。

麦 芽

🦋 麦芽、神曲消饮食而宽膨。

小麦是补中的，麦芽有条达少阳的作用。芽一出来，就有一股生机，这种生机就是木之气，木之气主疏泄，主条达。

板结的脾土，熬点麦芽茶喝下去，它就松解了，麦芽助消化开胃。

麦芽分为三种，第一生麦芽，它有生发之性，可以疏肝理气，就是生气的时候，或生气后肝气郁结，可以用它。

像妇女哺乳期生气，会乳汁淤积，生完气以后，乳汁不下，生麦芽茶可以通乳。还有没胃口，脾胃板结，生麦芽可以疏土开胃。

第二炒麦芽，炒麦芽主要是回乳，炒熟了，它这个生发之性就没了，变香了，健脾回乳，所以小孩子吃了十个月或者一年的奶，要断奶了，因为他开始长牙齿了，要让他发育磨牙的功能了，不能老喝这个奶水了。要停止哺乳，可以用炒麦芽50～100克，煎水吃下去，乳汁就停住了，而且这种回乳，对乳房还有好处，回乳的同时，还疏肝理气。

第三焦麦芽，焦黄入脾，消食化积，焦麦芽主要是降"三高"，化血脂，化腻，所以不喜油腻，食积，不开胃，要用焦麦芽。

《药性论》记载，麦芽味甘，消化宿食，去心腹胀。宿食是一个大问题，宿食不化，百病丛生，痰生百病食生灾。

有些人好多痰，我们要治他两样东西。

第一要治食，饮食枳滞，多余的食物消化不了，就变成痰。

第二要治湿，湿生痰。

有些打呼噜的人，我就开个治湿的总方二陈汤，然后再加治食的焦三仙，这七味药熬汤水来喝，喝完以后胃口开，痰浊酸水都不往上泛，大便量变大，这个呼噜跟憋气感就减轻了。

你只要洞悉打呼噜背后的根源就是湿跟食，它们结合在一起就成为痰，痰阻在呼吸道，就会打呼噜，那么我们见呼噜要治痰，见痰要治湿跟食，治湿就用二陈汤，治食就用焦三仙。最后要治脾和胃，就要用参苓白术散。

养胃五点：少点、慢点、淡点、软点、暖点。

一般人看到消化宿食，在他眼中麦芽就是治小孩子食积，不爱吃饭的，他想象不到血脂也是宿食所化，更没想到打呼噜也是宿食所化。

因为宿食化痰，痰化呼噜，宿食化痰，痰又可以化血脂。

你不要看到这个人多痰，打呼噜，你就去治呼噜治痰，你要治什么？治湿跟食。

没有消化不良的产物，痰就没有来源，能够将湿排出去，痰就有去路，治病就是杜其病的来源，开其给邪以出路，开其邪气的出路，就以上两种方法。

《本草纲目》记载，麦芽消化一切米面、果食之积。

有些人喜欢吃水果，易果积，用麦芽消。有些人喜欢吃面食跟大米，易食积用麦芽消。麦芽跟山楂不一样，山楂更酸，可以化肉积，而麦芽平和，它只能化米面食积为主。

《金匮要略》讲，见肝之病，知肝传脾，当先实脾，四季脾旺不受邪。

肝气要传到脾，我们就要先实脾，用四君子汤实脾，再用麦芽疏肝。

我们再看《药性解》，麦芽健脾开胃，它能化宿食，除胀满，止吐逆，破癥瘕痰癖。记住，一般破癥瘕痰癖的，我们要用白芥子、三棱、莪术这些破气之品，但这里为什么说可以用麦芽？

如果让老师来给麦芽的功效作注疏，我会画一个头盖骨，然后里面画一粒种子，叫种子的力量，它要么不发芽，一旦发芽，缝隙都会被它撑开来。

麦芽可以冲开积聚，冲开苞谷，破土而出，破包膜而出。所以可以重用麦芽，借助它突破的力量，它这种突破的力量又平和，又不会伤人，有食积它就化积，没食积它就补益，但前提是你要多吃几剂。它没那么快，缓和而有功。

有位医生很擅长治乳腺增生，他就包好固定方，麦芽50～80克，陈皮30克，拿出来，一吃，这些乳房胀痛病人，十愈八九。

《本草分经》记载，麦芽，居然可以活血破血，为何呢？麦芽行气，气行则血行，这是第一条。第二条，麦芽消食，推陈出新，陈旧去则肠胃洁，癥瘕尽而营卫昌。这是张从正最厉害的思想。

这些陈莝去，就是说沉积的宿食积滞排出去了，那肠胃就好干净。

想要让水清，就要去掉淤泥，而麦芽就可以去掉食积，食积去掉了，源头活水就清新了，人肚肠里的食积消了以后，脸面就会有光泽。

麦芽配四物汤，就是美容圣品，可以养颜的。

《本草汇言》记载，麦芽和中消食之药，补而能利，利而能补，凡脾胃胀满，无论虚实，皆可用之。中气不利，饮食不纳，更是效用非凡。

补中益气汤加麦芽，神效。参苓白术散加麦芽，奇效。

凡是谷麦，经泡过后发芽，就有生发之气，可以条达土壤，故郁闷成胀膨之象，就是这个谷麦包在一起被裹住，它就需要一股突破力。

所以郁闷成胀膨了，用逍遥散，加麦芽50克，这叫大逍遥散，就是说非常厉害的逍遥散，它对于身体膨胀满效果非常好。

麦芽人知其消谷化食之妙，不知其疏肝解郁之神。

麦芽是消化系统跟情志通治的，不开心又没胃口，用麦芽。

《医学衷中参西录》记载，麦芽消化一切食物积聚，若跟党参、白术、茯苓、黄芪联用，消化能补益，还可以通利二便。

《外台秘要》记载，麦芽重用1升，加蜜1升，服用，下胎神验。

有人说，有子不能吃麦芽。

你要看，真正下胎，麦芽是用到1升，蜜也要用1升。量小了，就是普通的疏理，它就开胃；量大了，它就下胎。

也就是说，这给我们一个启发，子宫肌瘤、瘀滞、包块，不都相当一个死胎吗？那么我们就用桂枝茯苓丸加大麦芽100克、150克、200克，破土而出的力量就大了。

你发现，你拿一个盖子装一两颗豆，盖在一个箱上，它长芽了，但它不能冲出盖子，箱子都洒满豆的时候，它们一长芽，整个箱盖都被冲出来了，这就是量大的效果。

所以突破力量，有的时候在于集中多方面的药力，力往一处发，心往一处使。

薛立斋治疗一妇女，这妇女失去孩子后，乳房胀成壅结，天天以泪洗面，都快要成绝症了，薛立斋就叫她用麦芽1～2两炒来煎服，服用后壅结就消掉了。这个人悲伤过度，身体长结，悲思过度，用麦芽，可以突破。

张锡纯的经验，有一妇人30岁，某天觉得气结在咽喉跟胃口这里，就是会厌跟胸、上脘这里，上下不得通达。

张锡纯要试效了，他说这半夏厚朴汤一吃就好了，可是吃好了，不一定有很强的成就感，因为张仲景已经讲过这个非常有效。

然后他换了一种思路，用麦芽1两煎汤服，服完以后也好了。

有一妇人，40多岁，胁下常作痛，无事常生闷气，而且饭量也不断减少，多年不愈。

张锡纯说她这个是肝脉不升，胃脉不降，左右脉不调。

用生麦芽 4 钱，鸡内金 2 钱。生麦芽升肝，鸡内金降胃。二药合用能够让肝气条达，胃气下降，双关脉郁，就可以化解。

但是怕消食化积太厉害，容易引起饥饿感，就加点山药 1 两培土，连服十余剂，胁下硬满作痛之症痊愈。

你看张锡纯用药多精炼，用山药养其真，麦芽顺其性，鸡内金降其浊，此方既能排浊，又能够升清，还可以补充能量。

这个方子也是一个代表方，老师读方常常不是看它用什么药，而是看它用什么法。用山药是养其真，补充能量；鸡内金是降浊排毒；用麦芽是推陈生新，升举。

这叫升、降、和三药，升者麦芽，降者鸡内金，和者山药。治病用药，立于不败之地。

张锡纯讲，麦芽虽为脾胃之药，实乃疏肝理气妙品，而且生麦芽有利胆退黄之功。就是说长黄褐斑，或者长黄疸，或者眼睛黄浊，都可以用麦芽。

凡遇黄疸症，加数钱麦芽于药中，效果更佳。

有个回乳方，就是用麦芽、神曲，麦芽重用 100 克左右。

有一病人用 20～30 克的麦芽，想要回乳，但是吃了也不管用。后来重用炒麦芽 100～150 克，然后再浓煎温服，一下去，乳汁就回了（记住只要微火炒到黄就行了，不要炒成炭了，炒成炭就变成止血了）。

这也是一个经验，火候加上剂量等于成功，所以既要辨证论治，还要火候到位，还要把握好剂量。

看《得配本草》麦芽的配伍。

麦芽配川椒、干姜，可以治疗人五劳嗜卧，倦怠嗜卧，虚劳，食物消化不了。

麦芽配鸡内金，可以消化一切食积。

麦芽配人参，可以治疗虚人腹胀。

麦芽配陈皮，可以治疗脾胃痰多，食积。

麦芽配茯苓，可以消除下半身的水结积液。

麦芽配香附，可以治疗肝气郁滞，膨胀，乳腺小叶增生。

麦芽配白术，可以去胸胁中的痰积。

麦芽配四物汤，号称回乳四物汤。

第77讲

神 曲

🦋 麦芽、神曲消饮食而宽膨。

神曲是青蒿、苍耳草、辣蓼等药材加入面粉或麸皮发酵而成的，经过发酵以后，神曲就带有微解表的能力，可以发汗，就可以宣通汗孔。

一个人饮食有积滞，又有微感冒鼻塞，就泡神曲水，消食化积，又宣通孔窍。食消一身劲，表解一身轻，让人有肠通腑畅，汗出淋漓的畅快，所以叫神曲。

大凡发汗、通宣理肺的药，都可以释放压力。

神曲药性比较平和，所以主要用于小儿食积。小孩子感冒常常不是简单的感冒，都跟饮食过度或饮食不节有关系，而且小孩子肠胃比较薄，饮食不当会影响消化系统，土生金，继而呼吸系统也可能出问题。

罗屋村的一个同学，他家孩子有一个月总是感冒、咳嗽，我让他隔三两天就泡一次焦三仙水给孩子喝。然后三个月后找到我说这三个月，孩子未曾再感冒、咳嗽过。

中医就是要防未病，把人的肠胃保护好，肠胃就像城墙，城墙牢固了，邪风就不容易侵犯，城墙虚了，邪风一下就穿进来。肺只是表皮，肠胃才是里面充实的肌肉，夯实的基础。

所以你只要看到舌根部舌苔厚腻，说明肚里有积，随着天气变化，就会演变为感冒、咳嗽咳痰，那么我们一定要运用好土生金的思想，先下手为强。

水库那里，有一个员工，咳痰喘，长期好不了。中医讲，久病必伤脾，脾虚窍门不利，咳嗽是喉窍，打喷嚏是鼻窍，那肯定要培土，土生金，消化系统可以养呼吸系统，他这是慢性支气管炎，刚才讲的小孩子是急性上呼吸道感染，可以用焦三仙提前预防，那么慢性呼吸系统炎症怎么办？

慢性多虚，虚在脾，土能生万物，五脏虚皆有脾虚。四君子汤加焦三仙，连续吃半个多月药，这些痰喘就止住了，在水库上班也听不到他喘了。

你们说，中医讲土生金是什么意思，老想不透，老师现在转个弯给你，土就是消化系统，金就是呼吸系统，就是说消化系统不好，呼吸系统就好差，所以老年人咳痰喘的，脾胃大都很差。

用补中益气汤，这中气虚，少气懒言，咳痰喘就好了，一消食化积，像治疗这些饮食过度的，用四君子汤加焦三仙或者保和丸，他的咳痰喘马上减轻一半，然后随证治之，加一些通宣理肺的药，就能收到理想的效果。

我们再看，神曲大都产自福建，福建的神曲，以泉州的最为优良。

福建的神曲，它含有更多的解表药，像薄荷、防风、荆芥、紫苏、柴胡，这些药都放进去，一起发酵。

出去应酬，喝酒了，饮食过度，回来就鼻塞了，头重痛，买包神曲备着，拿出来，加点生姜，泡水，一喝下去，汗出肌骨轻，食消通宣灵。神曲，汗出以后肌骨都觉得好轻松，头重痛的感觉也没了，这个酒食等黏腻之物消化掉了，通宣灵，觉得有腾云驾雾、平步青云之感，非常舒服。

神曲还有这个作用，它可以解除应酬喝酒吃肉后，身体残留的这些湿毒，湿邪酒气，以及食物残渣积滞，所以它是应酬者的福音。

深圳富士康有个员工，他老是颈酸胀，出去应酬以后回来，都需要恢复好几天，我看他舌头，腻腻的，怎么办？我让他用保和丸。

保和丸里面就有神曲跟山楂，可以解酒毒，解饮食过度。吃完以后，颈完全松解开来，可见颈椎病不一定要用颈三药。舌苔很垢腻的，要先治下焦，下焦湿浊排走了，这个浊阴就不会在颈上，疲劳感就会减轻，不然他一拔罐，都是瘀黑的。我们用保和丸，把他肠胃搞干净了，源清流自洁，他的血液就会清澈。

《药性论》记载，神曲能化水谷宿食。

宿食就是不能及时排出去的饮食，甚至停留在身体内，像肠道壁上的污垢，所以人如果肠道有积滞，脸色都会偏暗，面黑者必便难，便难就是肠里有积，我们就可以用神曲来治疗面黑，它的机理就是消食化积，使阳明经通畅，因而面色变红润。

神曲还能健脾暖胃，因为它是发酵过的，如淡豆豉经过发酵后好消化，像现在的酵素学问一样，它既能够将残余融解掉，又能够帮助消化。

《本草衍义补遗》记载，神曲陈久者良，留久一点，可以去赤白痢疾，可以消食活血。

《本草纲目》记载，神曲治目病，生用能发其生机，熟用可以敛其暴气。

就是生用神曲可以发汗解表，熟用神曲可以消食下气，平肝阳上亢，除痰浊逆乱。

你看有些高血压病人，面红目赤，痰又多，肝阳上亢加痰浊逆乱，痰浊逆乱表现为高血脂，肝阳上亢表现为高血压，所以将来只要碰到血压高，痰又多，血黏度很高的，用神曲，一箭双雕，既能够缓解血压，还可以消除血脂。

肝阳上亢，眼珠子就会胀，就用车前子配神曲，马上就不胀了，所以神曲治目病就是这样来的。

还有闪挫腰痛，用神曲煅过后淬酒，温服有效。

妇人产后欲回乳，用神曲炒后研粉，酒服2钱，可以回乳。

如果一个人胀满欲死，煮神曲汁服之立消，太贪吃了，吃得心腹都胀满，就用神曲消食汤。

《本草蒙筌》记录，神曲能下气调中，止泻开胃，所以闷气上冲，它可以顺下去，因为神曲发酵后，它降浊阴的效果就增强了。

浊阴上泛，头晕脑胀，神曲可以下气调中。

《本草求真》记载，神曲温胃，化痰，别忘了二陈汤里加点神曲，有难以想象的功用。

顽痰，也要想到神曲。

《本草备要》记载，神曲辛可以散气，甘能调中，温可以开胃，所以它是开胃和中发表汗。

城市里那些久坐空调房，饮食又麦当劳食积在肠胃的人，最好的茶是什么？神曲茶，它既可以消食积，又可以微发汗。

有一病人，端午的时候吃粽子，积滞在胃里，多日没食欲，用神曲粉加一点木香，盐汤送服，这个积滞就化掉了。

《方氏脉症正宗》记录，脾虚不能磨食，就脾胃虚弱了，磨食物的能力下降。

那怎么办？人参、白术配合神曲、枳实、砂仁，人参、白术来增强脾的力量，神曲、枳实、砂仁消融胃里的积滞，打成粉末，用饴糖做出药丸，有甜味，很好吃，无论是老年人脾虚胃弱，消化不动，还是小孩子积食，消食效果都非常好。

如果我们切到脉象有力的这种食积，直接就用神曲、枳实、砂仁，但是脉象没力的食积，就再加人参、白术，因为脾虚不能磨食。

不是所有人一来，就用神曲给他消。如果病人本来就胃下垂，胃黏膜薄的，神曲下去一消，他就泛清水了，胃凉，东西再也吃不下了。

那怎么办？人参、白术加神曲、砂仁、枳实，这又叫磨积丸，可以磨掉这些积滞。

你看我们要将积滞磨化，需要两个条件。第一要有力量，推动"石磨"的力量。第二要能够分解，像洗锅碗瓢盆，洗洁精下去，手再不断用力去磨它。

砂仁、神曲、枳实，就是反应物，加强脾胃反应的；人参、白术增强脾胃动力。

《本草汇言》记载，产后瘀血不通，肚腹胀闷，渐成鼓胀，用砂仁汤送服神曲粉末，每次3钱，它可以消化瘀血鼓胀，亦可以治小儿食鼓胀，就小孩子肚子大大的，圆鼓鼓的，像个球一样，用神曲加砂仁这两味药。

《医方集解》记载，大安丸，名字比较大气，山楂、神曲加平胃散，或者山楂、神曲加二陈汤。化痰就二陈汤，化湿就平胃散，化食就山楂、神曲。

在肚腹里的病理产物，饮食不消的，它会化为湿，化为痰，化为积食，一般就这三样。湿重就平胃散，苍术雄烈去湿；痰重就二陈汤，半夏、茯苓化痰；积重就山楂、神曲消积。

需要注意的是，山楂、神曲加二陈汤，要去掉甘草，因为要防止甘草甘壅，换成莱菔子，可增强消导作用；再加白术、连翘，防止食积化热跟脾虚不消。

《百一选方》记载，有一个断下丸，就是拉肚子停不下来，断下丸可以让腹泻中断，让你不要拉肚子，就是成为拉肚子的终结者。

用神曲配吴茱萸，各1两，打成粉末，用酸米醋炼成丸，为什么要酸米醋？酸涩收敛涤污脓，酸可以消融宿食，涩可以收敛肛门，炼成梧桐子大。神曲可以消宿积，吴茱萸可以暖肝胃，然后用米汤水送服，既消积又不伤胃黏膜，这就是断下丸，治疗突然间暴泻如注。

《千金方》记载，服用神曲末，有治疗产难的功效。

接下来看《得配本草》麦芽的配伍。

神曲配山楂，可以消米面肉食之积。

神曲配麦芽，可以消气积。

什么叫气积？跟别人斗闹，就是咽不下这口气，和别人斗得牙齿咬得格格响，就是不服气，用神曲跟麦芽。

神曲配砂仁，可以消金石之积。

神　曲 第77讲

磁朱丸，磁石、朱砂可以安神定志，方中还要加神曲，为什么？消金石之积。所以平时喝点神曲茶，可以减轻身体里重金属残留，它是防病保健的良方。

神曲配陈皮，可以开胃。

神曲配连翘，可以治疗食积发热。

有些人食积了，舌尖红，那就不能只用神曲，还要加点连翘，连翘可以去六经之实火。舌根苔不厚，就不用放神曲，说明它只是火，用连翘就好。舌根苔一厚，说明他有食积，就用神曲和连翘。舌头就是肠胃的晴雨表，是肠胃的镜子，一照就看到了。

神曲配竹茹，可以去口臭。

陈　皮

 顺气化痰陈皮可用。

陈皮是橘子的干燥果皮。

《神农本草经》将陈皮列为上品，因为它能够将水谷精微转为营养，中医的说法叫燥湿化痰，湿跟痰是病理产物，但陈皮可以将它们变化成水谷的精微营养。

身体里水谷炼化得好就是营养精微，炼化不好就是痰湿水饮。

有一位中风的老太太，口腔不断地泛清水，流口水，用新会陈皮，年月陈久的为佳，打粉拌在粥里吃，才吃三天就不流口水了，为什么？

陈皮温，痰饮者，温药可和之。

陈皮能燥湿化痰，痰饮出于脾胃，陈皮能健脾。

老人家口角泛清水的，吃一点陈皮粉，可转水饮为精微。

重要典籍上面记载，橘子一身是宝，它的叶子擅长行气，破气，所以对于结块的效果好，比如乳房结块。橘皮擅长化痰，对于脾胃胸中多痰湿效果好。橘核能够降，对于下半身的肿痛、疝气、睾丸痛效果好，以子通子。

你们可以了解一下以前的一个老药茴香橘核丸，以小茴香、橘核为君药，专门治疗疝气痛。

橘络，即橘子的经络，将橘皮那些白色的筋膜刮出来，可以化痰止咳，通络止痛。所以经络气岔，呛伤了，气伤了，胸中隐隐作痛，就要用这个橘络，通这个微细经络的，效果还不错。

曾经有位上海的朋友，夫妻吵架以后，胸部刺痛，然后将橘络、丝瓜络，打成粉，用酒送服，吃两次这个痛就止住了。

以络通络，橘络非常好用，这个理论是叶天士提出来的。初病在经，久病入络，络是微细的经，非常细小。像树枝的主干就是经，旁支细小的叫络。这些络脉堵塞，我们就以络通络。现在讲微循环不好，人容易衰老，那么橘络就是抗衰老的。

橘络介于橘子肉跟皮之间，所以它可以去胸隔膜的痰，皮里膜外的痰，老年人支气管炎、哮喘，可以用它。

还有橘红、橘柄、橘子的根这些都可以入药。

古代讲，千年灵芝，百年陈皮。百年老陈皮，以广东产的为良，故又名广皮，又以这新会产的最为道地。

《神农本草经》记载，陈皮主治逆气。用陈皮、竹茹、枳实，煎成汤，就可以治疗胃气上逆打嗝，还有打呼噜。

陈皮配半夏，叫二陈汤，可以治打呼噜。

陈皮配藿香、香薷、佩兰，可以降逆气，治疗口臭。

陈皮配钩藤、天麻，可以治疗高血压。

忤逆之气也是逆气，就是说无事就生烦恼，看东西不顺眼，跟别人容易起摩擦，这叫逆气。所以一个人跟周围人容易起摩擦，可以饮陈皮茶。

治疗逆气最出名的，就是理气化痰的二陈汤，陈皮、半夏、茯苓、甘草，可以让痰浊往下走，能推陈出新。

二陈汤可以降咽喉一直到肛门这条消化道的浊气，陈皮偏于胸膈，半夏从咽喉到胃，茯苓作用于三焦，从嘴巴一直到肛门往下走，甘草调和众药。

怪病多由痰作祟，痰怎么作祟，往上攻，就用二陈汤。

令浊阴陈旧之气下降的汤叫二陈汤，这叫降逆。所以陈皮可以降浊，要记住舌苔垢腻的就可以用陈皮。

有一位美容师，她自述脸部出油，代谢过于旺盛，太过油腻。我让她试试服用陈皮茶。果然服用半个月，脸上多脂出油的现象就没了。

对于脂溢性脱发，脸上老是出油的，陈皮可以化痰油，让浊阴痰油归六腑，而不会上泛到七窍来，浊阴要出下窍，清阳要出上窍。

陈皮久服去臭，下气通神，它主胸中闷热烦热。

浙江有一位西医，经常心中烦热，他有一位中医朋友，就给他开了一个方子，陈皮、枳实，加上生姜三味药，泡水喝，果然就好了。

《金匮要略》记载，胸中烦热，橘枳姜汤主之。如果心痛、心闷、心烦，就可以用橘枳姜汤。

这里的心代表整个胸膛，生姜可以辟恶邪气，可以化湿；陈皮可以降气，可以降痰浊；枳实可以破胸锤，破心胸中的痰痞。三味药把身体里乱七八糟的东西都打下去了。痰、气跟湿都往下走，心胸就像出太阳一样。

《神农本草经》讲，陈皮能够治心胸中瘕热。

无形的气跟痰聚在体内，叫瘕，有形的叫癥。这些瘕聚在心胸中，就会发热，有些人脾气不好，其实是病理产物作怪。

《药性论》记载，陈皮能治胸膈间气。

如果一个人老吐痰，怎么办？服用陈皮茶。如果是老年人，就用三子养亲汤加陈皮；如果是少年，就直接用二陈汤就好了。

陈皮开胃，吃完饭以后，总觉得消化不够好，含两片陈皮。

陈皮治上气咳嗽，我们知道陈皮是橘子的表皮，以皮走皮，肺主皮毛，所以肺气不顺，胸中咳，可以用陈皮顺气止咳。

程钟龄的《医学心悟》记载，对于咳嗽尾巴老断不掉的，可以用止嗽散，"止嗽散用桔甘前，紫菀荆陈百部研"。

《日华子本草》记载，陈皮治疗风疹。

这个风疹、荨麻疹,用风药荆芥、防风,其实还要用点陈皮。因为陈皮能够让浊阴痰浊沉淀下来,不会到处游走。

恶疮老好不了,就泡陈皮茶,疮痈原是火毒生,疮痈都是痰作祟。痰火为病,可以用陈皮茶。

《开宝本草》记载,陈皮能够除膀胱留热,下腰肾停水。

膀胱里留热,腰肾里停的水,像这些囊肿、湿气、前列腺炎、腰重痛,都可以用陈皮。常人不知道陈皮居然可以治腰痛,以为它只是行气开胃,但重用陈皮以后,可以下腰肾的停水。所以古人用白术 30 ~ 50 克,陈皮 30 克,治疗严重腰痛,安全平和。

《本草分经》记载,陈皮宣通五脏,统治百病。

它随补药则补,随泻药则泻,随升药则升,随降药则降。像陈皮跟黄芪在一起,可以增加黄芪的补力,使黄芪补而不滞,不会上火。陈皮跟大黄在一起,可以帮助大黄排便。陈皮在补中益气汤里,可以让人记忆力增加,中气十足,颜面生光。陈皮在二陈汤里,配半夏、茯苓,可以让浊阴下降。

所以陈皮是能升能降,能出能入,能补能泻,这个陈皮,宣通五脏,统治百病。

《本草纲目》记载,陈皮可以打成粉,放在菜里,可以解鱼蟹腥臭之毒。

比如说炒饭,加一点陈皮粉进去,那么入冰箱的隔夜饭的寒气就会被化掉。

唐容川讲到,橘子皮和橘子络,能治胸膈间的结气,因为这个橘络,类似人的胸膜,这个橘子皮,它体圆,很像人体的肚腹。

大腹皮配陈皮,治疗腹胀。

橘络配枳壳,治疗胸闷。

大腹皮、厚朴、小茴香,再配点陈皮,治疗腹胀,肝硬化腹水。

昨天有一位肝硬化腹水的病人过来。他说:"曾医生,上次服用你说的新会陈皮了,这肚腹就舒服一点,但是还有一点点小胀。"他第一次来的时候,走路都要人扶,肚子坠胀,他这是虚胀,所以我说要用陈皮加白粥,粥能够补中益气，陈皮可以行气消滞，它们两个连补带消，而且看到没有，你怎么也想不到肝硬化腹水，要用新会陈皮。

因为《开宝本草》讲，陈皮下停水。

下停水三个字，可以给我们很多启发。膝关节有积液，那不是停水吗？抽筋，那不是停水吗？诸痉项强皆属于湿，像长期颈酸颈疲劳，那不是停水吗？用葛根汤加陈皮 20 ～ 30 克，效如桴鼓。肾着汤加陈皮 30 克，治疗腰以下重浊如戴五千钱，画龙点睛。

《古今医彻》记载，陈皮治疗伤食，即人体吃伤的病。

你要研究吃伤，比如吃羊肉串吃伤了，要用什么？要用山楂。

吃面饼，这个面饼太好吃了，吃伤了，要吃什么？莱菔子，莱菔子消面食。

如果有个人非常喜欢吃鸡蛋，一天要吃 5 个，吃到舌苔都垢腻，打饱嗝，吃鸡蛋吃到胆固醇偏高了，要用什么化？陈皮，陈皮化蛋积。

所以家里煎蛋要放一些陈皮粉或者葱白，记住陈皮治疗胆固醇偏高。陈皮为什么能降胆固醇呢？因为陈皮化蛋积，而蛋中胆固醇非常高。

所以胆囊壁毛糙，胆固醇偏高，简单，用二陈汤，应手建功，随药起效。

杏仁制粉，什么意思？就是这些米粉之类的，杏仁它可以化。

葛根制酒，喝酒吃伤的，要服葛根。

如果五谷杂粮，大豆这些吃饱腻，吃伤了，要用什么？你实在辨不清楚，那就喝茶吧。

《简便单方》记载，凡是多痰，用陈皮 3 钱，水煎热服，就好了。

《食医心镜》记载，单用陈皮化痰消食，就咽喉老有痰化不了，半夏厚朴汤加陈皮 30 克，痰就化掉了。一整天都吐痰，就回去吃陈皮茶。

《易简方论》记载，暴饮暴食，痰根流连，不戒肥甘厚腻，非陈皮所能去。意思是不戒嘴，陈皮也没办法。

《普济方》记载，大便秘结，将陈皮煮软了，然后烘干打粉，每次用温酒调服 2 ～ 3 钱，大便就润通了。

温酒调服陈皮粉，可以让大便变软，但是陈皮要先煮软了以后，再烘干来打粉，才有效果。温酒调服，要古法炮制，用道地药材，没有古法炮制不行，没有用到道地药材也不行。

那些中风的老人，怎么办？卧病在床的老人，肯定是两三天一次大便，多的五六天，我碰到过十天一次大便的，用开塞露都没办法，怎么办呢？用陈皮粉加芝麻糊，芝麻糊能润，但是芝麻糊它走得比较慢，陈皮一加进去，它就走得比较快，因为陈皮很香，所以两样东西放在一起，肯定先闻到陈皮的味道，然后才闻到芝麻的味道。所以懒人要多吃陈皮，因为行动力增强了，化湿了，腿脚就会伶俐，反应就会快，脑子就会敏捷。

《本草纲目》记载，众药皆贵新，陈皮独贵陈，意思是各种药都是新鲜的好，陈皮却是以陈旧的为良。

有一姓莫的人，得了一个病，什么病呢？胸满不能食，百方无效，家人偶尔一次煮陈皮茶，他试着吃，连饮数日，总觉得身体很需要，突然觉得胸中有物堕下，须臾腹痛，就拉出像铁蛋子一样的羊屎球，臭不可闻，从此胸中廓然，诸疾顿愈。原来他以前喜欢吃水果，水果吃久吃多了以后，它会冷积在腹。

夏天热免不了要吃西瓜，吃凉果，吃冰冻的，冻则硬冷，但不要紧，秋天来的时候，赶紧喝陈皮茶，它就会化到腹中去，不会停在胸，它就可以达到胸中廓然的效果。

众人皆知南星跟半夏治痰，不知道陈皮跟甘草也好厉害。朱丹溪认为，陈皮跟甘草加点盐进去，叫注下丸，又叫二贤汤，专门让痰气往下走。浊阴往躯干往头上走，病就会加重，往四肢往肛门走，病就会减轻。

有一位乳腺增生的妇女，她一次用陈皮50克，甘草10克，再加点盐一起煮，吃了三次以后，乳房的结块就没了，重用陈皮汤治乳腺增生就是这样来的。

陈皮80克，夏枯草、王不留行、丝瓜络各30克，是治疗乳腺增生的方子。

一位妇女多乳房胀痛两年多，乳腺增生结块有好多个，服药不理想，长期郁闷，甚至结婚五年了都没生孩子，夫妻经常吵架，这个肿块随着脾气变得越来越大，重用陈皮汤，连服十五剂，肿块缩小肋痛消，吃到六十剂的时候，全部好，心情愉悦。所以这个心情好了，脾气愉悦了，也能怀子了，天地和则万物生，阴阳接则变化起。

如果乳腺增生，化热的，陈皮汤要配金银花、蒲公英。

如果乳腺增生，舌苔腻，陈皮汤要配半夏、茯苓。

如果乳腺增生，胁肋又胀的，陈皮汤要配香附、青皮。

如果乳腺增生局部痛得不得了的，陈皮汤要配元胡、川楝子。

如果乳腺增生包块硬得像铁蛋一样，就要加橘核、海藻、昆布，软坚散结。

如果乳腺增生老是吐脓痰，陈皮汤要加瓜蒌、贝母。

有一位老人，经常头晕，吃饭不香，胃下垂，少气懒言。辨证为中气不足，就开补中益气汤，发现刚吃时效果好，再吃几天，食欲大增，身体也有力量，唯独头晕眩，解不了。原来是陈皮用到 12 克，赶紧改为 4 克，头晕眩就好了。

奇怪，怎么变一味药，效果就这么好，原来年老以后，气容易虚，所以补气的时候，陈皮要少量用。你看补中益气汤，陈皮一般是 2 ～ 3 克，黄芪用 30 ～ 50 克，中气才可以升得上，不然的话一下子就降下去了，一降下去，上气不足，头又晕了，这个剂量很关键。

所以不要认为这个药吃了不管用，你要调一下药的格局跟比例。吃补药容易壅滞，导致中满，要用陈皮，但重用陈皮过度，导致气虚了，就要把陈皮剂量减少。

看《得配本草》陈皮的配伍。

陈皮配黄连、猪胆汁，可以治疗小儿疳积发热、消瘦，疳积可以用陈皮化积，如果化热了，就可以用黄连、猪胆汁。

乳房长痈疮，陈皮可以配麝香。

陈皮配姜，可以治疗寒呕，即吃冷的东西呕逆。

陈皮配竹茹，可以治口臭热呕。

陈皮配白术，可以治疗口吐清水。

陈皮配人参，可以补肺，治气喘。气是续命芝，人参、陈皮就可以续气。

陈皮配天花粉，可以治疗十咳燥咳。

陈皮配甘草跟盐，可以治疗一切的痰气。

陈皮配藿香，可以治疗霍乱，上吐下泻。

陈皮配槟榔、大腹皮，可以治疗腹中胀。

陈皮配桃仁，可以治疗大便秘结。

陈皮配生姜，可以和胃，治疗胸闷。

陈皮配防风、白术，即痛泻要方，可以治疗一动情绪，就拉肚子。

陈皮配四君子汤，叫异功散，治疗脾虚以后消化不良，消化不良用陈皮，脾虚用四君子汤。

陈皮配苍术、厚朴，即平胃散，可以治疗大肠狭窄，以及大肠水湿重，大便不成形。

陈皮配何首乌，可以治疗面部出油。

陈皮配茯苓，可以治疗脂溢性脱发。头发长在头上，出油处老是脱发，就陈皮配茯苓。

枳 壳

 宽中快膈枳壳当行。

枳壳（qiào），宽中下气，枳壳缓而枳实速也，枳壳比较轻，枳实比较重。枳的干燥成熟果实叫酸橙。

中医讲道地，橘子生在淮南为橘，生在淮北则为枳。

有人说，酸苦的枳不好吃。但是好不好吃不能评价此物价值的高低。

酸的枳可以治病，宽中下气。

一般江西省新干县的枳壳最佳，又名商洲枳壳，较耐寒。

枳壳有破气消痞，化痰散积之功。它治胸痞，浊气降不下去，干扰了胸，枳壳一下去，破胸锤，胸中的闷气就会掉到腹中，所以吃了破气药的人，一般会有排气反应。

中医认为左郁金，右枳壳，肝从左生，所以胆囊炎，胁肋胀痛，用郁金，胆胃不降，右边的肺不往下降，诸气膹郁，就要用枳壳。郁金可以让左路得到舒展，肝郁得解，枳壳可以让右路得到肃降，右就是白虎，白虎就是西方，就是秋金。

人有负面情绪，就是右边的肺降不下去。你看老师用四逆散，枳壳用的频率非常高，枳壳能将这些负面情绪聚到肺里，再把它降到大肠排走，所以肺气不降用枳壳。

《药性论》记载，枳壳治心腹结气。

心跟肚腹，忧心忡忡，愁肠百结，眉头紧锁，思虑过度，就会觉得气机不能舒展，两胁肋就会胀。

上周，在农场门口，二村一位阿姨和我说："曾医生，用逍遥丸加枳壳，吃完以后，乳腺增生肋胀满，松解掉了，结节摸不到了。"

我说："好现象啊。"

她说："就是吃完以后，有点气虚。"

我说："是这样的，那些包块化掉以后，人会暂时虚一点。"

不要紧，饮食有节，起居有常，气又补回来了。

逍遥散加枳壳，可以破掉胸中的结气，叫心腹结气。

枳壳的根泡酒来煎，可以治疗牙痛。

枳壳本身可以治疗痰结在胸膈，所以只要切脉切到寸关脉有郁，尤其寸关之间有郁结的，那就是胸膈周围有郁结，用温胆汤，温胆汤就有枳实（或枳壳）、竹茹，你想平缓一点就用枳壳，老年人一般对于枳实消受不起，改用枳壳，就比较平缓。

《药性解》记载，枳壳下胸中至高之气，消心中痞塞之痰，泻腹中滞塞之气，推胃中隔宿之食，消腹内连绵之积，疏皮毛胸膈之病。

有些人生气气到锁骨这里都痛，为胸中至高之气，用枳壳配陈皮、生姜，它就下去了，枳壳能够下胸中至高之气。

消心中痞塞之痰。我们说这个人被猪油蒙了心，健忘，记忆力下降，血脂高，都是心中痞塞之痰。

血脂高，怎么用枳壳呢？

第一枳壳能够下气，气下则痰水跟着下。

第二枳壳可化痰，还可以消痞。

第三心主血脉，枳壳能够让血管壁上厚厚的油脂，掉落下来，代谢到肾里，排出体外。

有些脑梗，心梗，冠状动脉粥样硬化的病人，粥样硬化像什么，黏糊糊的，像米油一样，糊在血管上，而且变黑了，那就是痰浊，就是乌烟瘴气。

枳壳不是消心中痞塞之痰吗？这个心不单指心脏，心主血管，心脑相连，周身血管堵塞之痰，它都可以消，所以血府逐瘀汤为什么那么神通广大，它不单治冠状动脉粥样硬化、心脑血管梗死，它还治疗痰迷胸膈。

泻腹中滞塞之气。腹中滞塞了，可以用大承气汤，枳实或者枳壳加厚朴，就可以推通肚腹，承气叫顺气，所以它可以让排便更快，叫推腹中滞塞之气。为什么枳壳现在用得那么广，因为现在人腹中没有不滞塞的，就是轻重而已，为什么？

第一饮食过度，第二久坐伤腹。营养过度，加上久坐，肚腹就有滞塞之气，所以枳壳一下去，就推通了，然后肚腹放松，腰也放松。

老师曾经有一次，用二陈汤加四逆散，本来想治病人肚子胀，吃完以后，病人说他的腰痛也好了，怎么治着腹胀，把他腰痛也治好了？

因为肚子轻松了，他腰就轻松了，这个前后相连。

所以现代人有一条，食不过饱，饱不立卧，腹中滞塞之气就会消，而且饭后还要百步走，目的就是消腹中滞塞之气。

有一个腹针疗法，在肚腹里有人体的全息图，针刺肚腹特定穴位，揉腹功，仙人揉腹法，都能解决好多问题。

肚腹的气要旋转，靠的就是枳壳，配大腹皮，就是仙人揉腹二药对，这两味药，就能够揉肚腹。

以前有位老寿星，人家问他长寿之道，他讲了一句话：好吃不多吃，防止腹中有积滞。

俗话讲，若要不死，肠中无滓；若要长生，肠中常清。

怎么清肠呢？枳壳就可以推腹中滞塞之气。

推胃中隔宿之食。胃里有积食积滞，宿食，用枳术丸，枳实、白术健脾降胃，还有温胆汤能降胆胃。

怎么知道胃里有积食？晚上翻来覆去睡不着，你看你的头明明朝北的，睡醒来，怎么朝南了，在床上会打滚的，因为食积了，在里面消化不了，还磨牙，有口臭，手掌掌心发热，为什么？掌心属于中央土，土发热了。

老师前段时间碰到一个小娃子，只有10岁，掌心发热，其他部位不热，他妈妈问为什么？我让她去买午时茶来，一吃完掌心就不热了，因为我知道孩子胃中有食积，午时茶里面就有枳壳，可以推胃中隔宿之食。

消腹内连绵之积。食物一般积几天，但是有些东西可以积几年，那是什么？子宫肌瘤、肠道息肉。

昨天老师碰到一肠道息肉的病人，老师教他用薏苡仁加枳壳。薏苡仁能化痰水，枳壳降气，两个药就可以去肠道息肉，所以我们只需要用四逆散加重用薏苡仁50～100克，肠道里长息肉，越长越大，不得不手术，吃完这个息肉就消了，可以避免手术。

还有子宫肌瘤，桂枝茯苓丸要加枳壳，加了以后它消的速度就快了，所以腹内连绵之积，它是一点一点的被消掉的。

还有多年习惯性便秘，用济川煎，"济川归膝肉苁蓉，泽泻升麻枳壳从"，用了当归润肠，肉苁蓉让大便从容滑利，然后加了枳壳，消腹内连绵之积。

疏皮毛胸膈之病。像荨麻疹，痒，用防风配枳壳，就可以治它，风气瘙痒胸腔积液也可以治，膈中有痰，也可以用枳壳。

《药鉴》记载，枳壳降火妙剂。一般人听了都不可思议，它既不是清热解毒药，也不是泻火药，怎么能降火呢？

中医理论讲，气有余便是火。有人气得头顶可以煲鸡蛋，像这种气，就是要用枳壳，把气一泻掉，火就降了。

气得眼睛都长疮了，用枳壳配桑叶；气得鼻头长疮了，枳壳配苍耳子；气得口舌生疮，枳壳配黄连，因为黄连可以清心火，心开窍于舌；气得耳朵嗡嗡作响，枳壳配菖蒲，这叫降气火。

所以《药鉴》讲枳壳乃降火妙药，原因就是降气，气降则火降，气顺则火下，泻胸中至高之气则火随气而下，而且枳壳带点微苦，苦寒清火消炎热，它的苦味也可以下降。

故而身体长疮疡，往外冒的，可以用枳壳，因为疮痈往外冒爆起来，枳壳就降下去，你要记住这个象。痔疮可以用枳壳，大黄配枳壳可以治疗痔疮出血。

《本草经疏》记载，枳壳跟枳实作用大略相同，但枳实形比较小，密度比较大，性比较烈，善于下达，如少年猛悍之将，勇往直前，义无反顾。枳壳形比较大，密度比较小，比较轻，所以它性格比较缓，行动比较迟，如中老年人安步当车，非常和缓。

所以枳实是赛车，枳壳就是普通的车马。

一般大家不知道枳壳怎么能够主治风痒麻痹，就皮肤痒得搔来搔去，风痒一般在皮肤，皮肤它要朝拜肺，肺朝百脉，肺主皮毛，然后枳壳又降胸中至高之气，它能降肺气，破胸锤，叫破肺郁，所以肺中郁往下破，皮肤的痒也往下沉。

所以皮肤痒要往外面发，枳壳能够让它收到大肠去，它能降肺入肠，有些人一吃海鲜，就瘙痒，浑身沉渣泛起，赶紧用枳壳、地肤子、白鲜皮煮水，三味药就好了，吃下去，海鲜过敏的，它就降下去了。这能根治吗？当然能了，下次不要吃海鲜就根治了。

《本经逢原》记载，枳壳破气化痰，泄肺走大肠，过用容易损胸中至高之气。

一个人气短了，你就要少用枳壳了。

李时珍的《本草纲目》记载，他体验到枳壳能自飞门至魄门，飞门就是口唇，魄门是排糟粕的肛门，而且肺主魄，从嘴巴一直到肛门，叫自飞门至魄门，皆肺所主，枳壳能够一气贯通，所以它降气能从嘴巴一直降到肛门，就是说消化系统的一切浊阴不降的疾病，可以用枳壳。

以前公主生活饮食太好了，又不爱运动，所以胎儿太大了，生不出来，怎么办？有方士进瘦胎散方，枳壳 4 两，甘草 2 两，打成粉末，每次服 1 钱，用白糖服用。切记，不能一次性全吃了，要不然胎儿就全流出来了。到分娩时，不但是顺产，而且胎后没有恶病，胎儿也健康。

其实，用枳壳、甘草，或者枳壳、白术，可令胎瘦容易生产，古人又把它称为束胎丸，就是像束袋一样，胎儿缩小了。

所以老师从此得到启发，枳壳既然能够瘦胎，那它应该能瘦妇女肚子里的一切包块，如巧克力囊肿。

那天有一妇女过来，巧克力囊肿大得就要动手术了。我给她开瘦胎丸，她说她没有怀孩子，我说她怀的是病理产物，肚子里的子宫肌瘤、卵巢囊肿、腹部包块、脂肪瘤、肠息肉，都是腹中怀的病理产物，我们如何让它瘦下来，枳壳配白术，它就可以将肚腹里那些本不属你身体的那些杂物，让它瘦下来，使之易排出体外。

《全幼心鉴》记载，小儿大便秘涩，用枳壳配甘草各 1 钱，水煎服，通了。所以这个瘦胎丸，还可以治疗小儿大小便秘涩。

《经验后方》记载，风痒不止，枳壳 3 两，炒到微黄，打粉，服用，每次 2 钱。所以你们可以自治枳壳粉，碰到在外面喝酒，请客，吃到调料不习惯，或者水土不服，浑身瘙痒，用枳壳粉，单方一味，气煞名医。

以前有一位老郎中，治疗一例皮肤病病人，治来治去，治了一个多月没治好。后来这个病人吃了三天枳壳粉，好了。

《山东医刊》记载，枳壳治疗直肠脱垂。小孩子 10 岁左右，用枳壳 1 两，甘草 3 钱，水煎服，成人枳壳就要 2 两，甘草要 3～4 钱。如果体虚的人要加黄芪跟党参，就可以了，可以把排完大便后脱出肛门外的肠子收进去。

张剑秋医生，他非常擅长用枳壳治疗心脑血管病，特别是更年期妇女，胸闷憋气，心律不齐。

昨天，湖南湘西那边有一位妇女过来，她说她心律不齐，问我有什么办法，我给她用温胆汤加丹参、苦参两味药，可以稳定心律。因为老师治过好几例了，案例虽然不多，但是它可以稳定心律，特别是更年期容易发脾气，性格激惹，她心律不齐，为什么会不齐？因为肠子堵塞，气降不下去。

胃不和则卧不安，晚上也失眠，所以温胆汤降胆胃，也治失眠，还能稳定心律，因为方中有枳壳，所以枳壳是可以稳定心律的。

枳壳配瓜蒌，可以治疗便秘痰多。有一老妇人85岁了，便秘痰多，舌苔腻，精神不振，一吃攻下的药就会没气，几天都吃不下饭，结果用枳壳配瓜蒌，通腑降气，吃完以后，便意就出现了。

还有肠痈，是外科急腹症之一。皮肤表面长痈疮，虽然可怕，但是你可以把它挤掉，但是肠子里面呢？除了动手术，还可以用枳壳配黄连，治疗肠痈，用大黄牡丹汤、薏苡附子败酱散治疗肠痈的时候，加枳壳、黄连，能够让肠里的脏东西排得更快。

无论急慢性咳嗽，有痰无痰，只要胸中闷者，枳壳配桔梗两味药，能升能降，可以降气化痰，又可以开宣肺气，所以觉得气很不顺的时候，枳壳、桔梗各5～10克，加到二陈汤里，马上廓清胸膈中闷气。

有一位老阿婆，80多岁，她一天也离不开呼吸机，离开了就胸闷得不得了。我认为她就是缺乏深呼吸，可以用枳壳加桔梗再加四君子汤，煮水来喝，喝了以后，呼吸机就可以放到一边了，一两个月不用也无所谓了。

枳壳配防风，可以治疗皮肤瘙痒。

有一位妇女，秋冬天皮肤一搔，血痕就出来了，痛苦不堪，只要在消风散里加枳壳或者重用枳壳，皮肤瘙痒就散掉了。

胃下垂，子宫下垂，还有肛门下垂，乳房下垂，肚腹的赘肉下垂，双下巴下垂，眼睑下垂，总之各类的下垂之象，通通用补中益气汤加枳壳，效果奇特，不过还可以加一味药——全蝎。

蜈蚣钻地，所以蜈蚣破瘀血是往下面走的，可以破腹中瘀血。但蝎子可以破脑中瘀血，主要是因为蝎子尾巴是朝天的，往上走的，力争上游的，所以补中益气汤配合全蝎效果不可思议。

老师一般不用全蝎，除非是治疗重症肌无力，眼睑下垂，呼吸都难以控制了，才会用到。

有一更年期的妇女，长期没力，六脉摸下去都摸不到，婆媳一争吵，几天都吃不下饭，手软腿软。医院一检查，胃严重下垂，胃下垂以后就没有食量了，所以得给她提气，才能够纳食，纳就是装，不然她就会出现纳呆，她一吃保和丸，身体就更差，因为她本来就没积可消了，胃都下垂了，就用补中益气汤加枳壳。二诊的时候，这个双胁肋不舒服消失了，胃纳量增加了，共服药二十多剂，症状全消失，像常人一样。

接下来看《得配本草》枳壳的配伍。

枳壳配桂枝，可以治疗胁肋骨疼痛，还有肩部疼痛，桂枝通横生枝节嘛，胁肋都属于旁支，胸腹就属于正中。

枳壳配木香，可以治疗打嗝。

枳壳配黄连，可以治疗痢疾，拉肚子，还可以治疗肠痈。

枳壳配槟榔，可以治疗痞满。偏于胸的，配大腹皮；偏于腹的，配槟榔。

枳壳配甘草，可以治疗小孩子大小便都排不出来。

枳壳配大黄，可以灭痔，消灭痔疮。

枳壳配地肤子、白鲜皮，可以治疗皮肤瘙痒。

枳壳配瓜蒌仁可以治疗痰多便秘。

枳壳加黄芪煎水，可以治疗脱肛。

枳壳配木通，可以治疗虚火，小便涩痛。

枳壳配龙胆草，可以治疗实火，眼珠子痛，目珠长疮。

枳壳配桔梗，可以宣通胸中气滞，所以《苏沈良方》有枳壳汤，都跟桔梗相配。

枳壳配半夏，可以治疗多痰。

枳壳配王不留行、路路通，可以治疗乳房的乳积。

枳壳配焦三仙，可以治疗消化不良。

枳壳配二陈汤，二陈汤降胃，化脂消油去痰，人体头面属于阳明，枳壳从嘴巴降到肛门。二者配合，可以治疗脂溢性皮炎、脂溢性脱发。

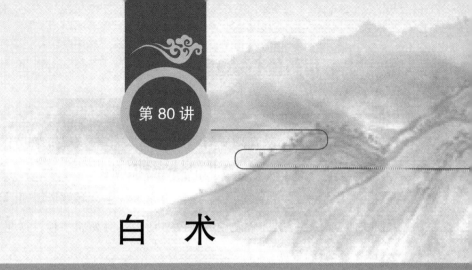

白 术

🦋 白术健脾而去湿。

白术是补脾圣药，是补气健脾第一要药。白术补气健脾，但它不单治脾胃，它还能燥湿，将湿气排掉。

白术还治胸中之痰，土生金，脾胃为生痰之源，肺为储痰之器。

白术还治腰痛，对于湿气在腰的腰痛效果最好。久坐生湿，久卧伤气，长期卧病在床的，睡醒过来腰板僵硬，转不灵活的，就要吃点白术粉，它可以除腰部湿气。白术性温味甘，温可以运脾，甘可以补脾，所以它是温润的，它气味芳香可以醒脾，正好投其所好。

白术有双向调节作用，像在玉屏风散里，它可以敛汗，治疗动不动就自发性出汗的情况。无汗的时候白术又可以发汗。我有个学生得了无汗证，怎么运动都不出汗，用四君子汤培土生金，肺主皮毛，就把汗给发出来了。

白术重用，相当于天枢穴的功用，天枢穴可以治便秘，也可以治拉肚子。炒白术，可以燥湿，可以治疗拉肚子。所以小孩子水泻，炒白术加车前子，就会好。

但是老年人便秘，需要生白术 50 克，加强脾的动力，便能将大便推出来。

所以白术是止泻跟通便为一体，和天枢穴一样具有双向调节作用。

《神农本草经》记载，白术治风寒湿痹死肌。

有些中老年人，出汗以后，经常用凉水洗手，导致风、寒、湿等外邪侵入肌肤肌肉，然后肌肉就硬硬的，没有活力，叫死肌呆板，这时就用白术，它可以治疗肌肉板硬。

有些疮痈，还有疤痕组织，都是肌肉局部坏死，可以服用白术。

从这个角度来说，白术有美颜的效果，它的理论就是脾主肌肉，肌肉能够生皮肤，土可生金。

还有什么死肌呢？腰肌劳损，所以老师对于一些颈椎病、颈肩综合征，尤其是疲劳加重的，四君子汤重用白术，再加葛根汤，效果很好。

上个月，有一位中学老师，颈椎落枕以后疲劳一直恢复不了，做按摩花掉一千多块钱也不见好，我建议他吃汤药，就用四君子汤加葛根汤。第一剂就有感觉，吃了三剂颈部不适感就消失了。

这个组方对于慢性颈椎病疲劳加重和颈椎侧弯的病人效果很好。

你看一个人疲劳了，肯定是塌背弯腰，累得喘不过气来，所以颈椎就被压弯了。

所以我除了用葛根汤治颈椎，还用四君子汤且重用白术治疲劳，所以白术是消疲劳要药。

死肌还有什么？肠道息肉、脂肪瘤、肉瘤、溃疡、疮疡，只要是肌肉病变，局部的肌肉不听使唤，坏死了，就用白术。

所以特异性肠炎、十二指肠溃疡、胃溃疡这些局部溃烂的死肌，用白术可以修复。

还有偏瘫瘫痪，瘫痪了，手足废用了，诸痿皆出于阳明，阳明主肌肉，白术可以强肌健力。邓老有一个方子叫强肌健力饮，从补中益气汤化裁出来的，他非常善用，黄芪配白术加陈皮，曾经让大量的偏瘫及重症肌无力病人，收获了力量，手举不起来的，可以举起来了。

你想到了没有，偏瘫都可以用，那普通的肩周炎呢？肩膀举不起来，重用白术桂枝汤，就举起来了。

为什么要加白术呢？白术疗死肌，局部肌肉死板，死不单是坏死，它还包括死板，颈椎转动不灵活了，手举不起了，腰弯不下了，膝跪不下了，这些都是死肌，功能障碍，白术所主。

还有皮肤病，有一种皮肤病叫死皮，就是说中老年人皮肤像树皮一样，枯了，枯皮症，可以重用白术。

干燥性皮肤病，总是忍不住要去抓，皮屑脱落，可以重用四君子汤中的白术，加地肤子、白鲜皮，再加玉屏风散，可以使皮肤滋润。

还有硬皮病，皮肤硬化，老师见过最厉害的硬皮病病人，关节没法摆动，正常人可以做各种90°、180°转弯，360°旋转，他旋转不了，像机器人一样，硬了。白术可以复活，具有疗死肌这个功能。

《神农本草经》讲，痉疸，抽筋，你重用白术、茯苓，可以治疗腿抽筋，淫羊藿、小伸筋草也可以。

我们要知道抽筋的机理，抽筋大都出现于小腿，湿伤于下，所以除湿就可以缓解抽筋，除湿有助于钙吸收。西方医学通过补钙，中医通过除湿，除湿以后钙自动就吸收了，不除湿钙会处于流失状态。

《名医别录》记载，白术主目泪出。为什么主迎风流泪？因为人眼睛周围的肌肉，属于脾所主，因为脾土不固，眼泪像堤坝水一样会溢出来，因为堤坝没加固，把堤坝加高加固，水就不外溢了，所以只需要健脾补肌肉，那么这个眼泪就不会流出来。

老师发现，无论是汗孔出水，肠道泄泻拉稀水，耳窍流清水，以及口角流涎水，鼻孔流涕水，还有眼睛迎风流泪水，通通用一个方子——玉屏风散。它的屏风不单是屏蔽自汗的，拉肚子可以治，慢性中耳炎也可以治。但前提是一条，要流清水，重用白术，为什么呢？诸病水液，澄澈清冷，皆属于寒。

所以用炒白术，温燥，温就可以去寒，燥就可以去湿，寒跟湿都去掉了，那还流什么清水，不流了，再配合黄芪、防风升阳，一升阳，身体气貌就变了。

《药性论》讲，白术主面光悦，驻颜，去黑。

它为什么能驻颜？因为颜面属于肌肉组织，白术是有助于肌肉组织，有助于运动系统的，所以偏瘫、面瘫、面无表情、面具脸，都用白术，它可以驻颜，让颜面有微笑。

面光悦，即脸面有光彩，有喜悦感，因为白术健脾补气，气足了，就有喜悦感。

印堂发黑，嘴唇发黑，脸上有黑斑，甚至吐黑痰，有些人抽烟多了，吐黑痰，用白术，它可以去黑。

这种黑不是晒得黝黑的黑，晒得黝黑带光泽的，这是健康。另外一种黑是像木炭一样，没有光泽的，草木灰一样，干瘪的，这种黑会得心脏病，水克火嘛，所以印堂一发黑，心脏就不行了。

你一看到一个人印堂黑，你问他是不是心胸最近很闷，很不舒服？每言必中。

还有妇女的黄褐斑、黑斑，你用四君子汤加桂枝汤，屡用屡效，因为所有的黄褐斑、黑斑，它都不是一两天形成的，少则几个月，多则几年，是累积日久所致，久病治脾，用四君子汤。

心其华在面，用桂枝汤，所以四君子汤合桂枝汤，专门治疗黄褐斑。如果妇女血分有问题了，你再加四物汤进去，几乎屡用屡效。

《药类法象》记载，白术补中益气，去诸经之湿，各条经络上的湿它都可以去，你不要认为白术只能去脾胃湿，肝胆的湿也可以去。

阴囊潮湿，白术、马勃；腋下流湿水湿汗，白术加导赤散；前胸容易流汗水，白术加胸三药；额头容易冒汗，白术、白芷；后腰背容易表汗，白术加葛根汤。

白术配益智仁，可以主肾的水湿，如尿频。

白术配茯苓，可以主肠的水湿，比如拉肚子。

《本草经疏》记载，白术气芳烈，味甘浓，性纯阳，除风寒湿痹上药，安脾胃中焦神品。

现在人言多伤中气的，要用白术；久坐空调房的，风寒湿痹的，也要用白术。

《药性赋》记载，白术其用有四。利水道，有除湿之功，它可以增强人体的排水系统，让湿气出去；强脾胃，有进食之效，它可以加强脾胃消化食物的功能；配黄芩，有安胎之能，可以安住胎元；枳实有消痞之妙，它跟枳实联用，可以治疗一切痞块，这是四大功用。

《本草蒙筌》记载，手足懒举，贪眠恋床，多服有益。

有些人嗜睡，手足懒动，看到床就想卧下去，用白术配合桂枝汤，可以让手足有力，白术配合补中益气汤，可以让人不那么贪睡。

《本草备要》记载，白术能补气，同气药补气，同血药补血。

气血乃脾胃所生，脾胃乃气血生化之源，所以白术补脾胃，白术同气药黄芪配合，它就补气，跟血药当归配合就补血。所以贫血，面色苍白，嘴唇煞白，被吓得心惊胆战，提心吊胆，可以用白术。

白术配细辛，可以壮胆。

白术配柴胡，让人有义气，有底气，所以白术是有底气之药，是厚土之药。

白术配桔梗，可以让人有魄力。

白术配枣仁，让人有精神。

白术配当归，让人满血，手脚有劲。

《本经逢原》记载，土炒白术可以治疗拉肚子，生用白术可以通便。用白术可以补气；用蜂蜜拌白术来蒸，可以治疗咳嗽老不好；用姜汁来拌晒白术，可以治疗痰湿多。

《本草新编》记载，有一个人腰痛得不管干什么活，都用手按住腰，离不开，然后用白术 3 两水煎服，一剂而疼痛减半，两剂手就松开，不再腰痛了。

《名医别录》讲，白术能利腰脐间死血，所以腰跟肚脐之间的瘀血，可以用白术。

白术疗死肌，其实瘀血也是死肌，瘀在那里，那血管肯定走到肌肉组织，那局部有瘀了，局部就死掉了，白术就可以复活它。

但是白术不是威灵仙这些风湿药，它不是带钻的，它达不到那个部位，就复活不了，所以单用白术还不行，还得要配引药。

《本草新编》讲，白术能够治疗腰部痛，一举成功，世人鲜有知道，这时白术要用到 50 ～ 80 克。

《千金方》记载，白术可治自汗不止。

有个四川的书生，他一读书，就汗出淋漓，然后孙思邈就建议他吃点白术粉，吃了读书就不冒汗了，这是因为白术可以固表止汗，最好是用米饮来调服白术粉末。

有古籍记载了一个案例，有个人牙齿过度生长，用白术水就把他治好了。

牙齿逐日生长，渐渐胀满嘴巴，开口难为饮食，吃东西很难，这是髓溢所致，髓乃水所主，水满就用土去治，白术乃培土圣药，所以只服白术一味药，而得愈，培土治水。

像满月脸、水牛背、将军肚、虚胖，或者激素过度使用，叫水溢，白术就可以治，所以白术可以瘦身。

陈士铎《辨证录》里有腰痛门，用十二方治腰痛，无一方不用白术，所以白术善治腰痛，必须重用，方乃神奇。

张仲景的肾着汤，也是治腰痛的，白术为君。

眩晕，上气不足，眩晕健忘，重用白术，可以将气升到脑，所以白术配合黄芪、升麻，可以治疗脑缺血，脑供血不足的情况就改善了。

张锡纯经验，有一位妇女，拉肚子好几个月，百药乏效，脉象濡弱。张锡纯说，弱，乃脾土虚，濡，乃人有湿，脾虚有湿怎么办？将生白术碾碎了，把它煨熟，再加大枣肉，做成饼，当点心吃，还没吃完呢，拉肚子就好了。

有一个少年，咽喉经常发干，喝水都不能解渴，脉象既弱又迟还很濡，迟乃有寒，濡乃有湿，弱乃气虚，就用四君子汤，白术为主药，重用1两多。

白术怎么能止渴呢？因为燥脾之药运之，水液上升则不渴矣，这是古籍上讲的，这些燥脾健运的药，水液上升就不干渴了，所以治疗干渴有两条路可走，一条是滋阴，另一条就是健脾。

如果病人舌苔水滑，千万别滋阴了，要换一种思路——健脾。脉象一摸下去，濡弱的，也不要滋阴了，要健脾。脉象细数的，你再大胆滋阴。滋阴以熟地、麦冬、玉竹、沙参为主，健脾以四君子汤为主。

魏龙骧老先生，他治疗便秘，用古方时效时不效，有些暂时有效，久又没效，突然间读到李东垣讲，治病必求其本，不可一概用泻下之药，那么便秘的本在哪里？

脾主大腹，本在脾胃，脾胃首推白术，白术必须重用，重剂起沉疴，然后就开始验证了。

普通便秘都是50～60克起步的，重用则120克，然后随证治之，几乎在治疗老人便秘中打遍天下无敌手，那些各类疑难便秘有些六七年的，只吃药一个月左右都获得痊愈。

有些年高者便秘，肠枯力弱，步履维艰的，也是生白术60克起用，加肉桂、厚朴3～5克，大便就通了，一般都是两三味药就好了。还有阴血少的便秘，生白术配生地也可以治。

我们再看，长骨刺。牙齿过度生长，腰部骨质增生，脚部长骨刺，膝盖要动手术，这些骨骼、骨刺像什么？像镰刀生的锈。镰刀要放在高处，要健脾要升阳，不要放在低处，所以镰刀生锈，不能治锈，也不能治镰刀，要治湿。

刘力红老师医案：有一病人双脚长骨刺疼痛，脚居然不能落地。病人说，以前认为干活最苦，现在认为不能干活才是最苦的。用常规的补肾活血祛风湿的药，居然治不好，后来用一味白术重用煎汤，然后泡足，每天泡三次，每次二十分钟，几天就疼痛大减，脚能够落地，再过几天，全好。所以白术也可以泡水，煮水来泡脚除湿，湿气一除，骨刺也就没了。

有一肠息肉病人，医生说他是多发性息肉，医生说，可以动手术，但不能保证半年后还长不长。他就不敢动手术了。一担忧，一挂念，脾胃更差，思伤脾。我给他举了一个例子，如果木头上长木耳了，为了不让木头朽掉，是把木耳割掉，还是把木头放到干爽的地方？肯定是把木头放到干爽的地方。因为让木头朽掉的绝不是木耳，而是湿。白术可以治湿，而且还是治湿圣药。

看《得配本草》讲白术的配伍。

白术配当归，可以治疗贫血。

白术配白芍，可以治疗抽筋。

白术配半夏，可以治呕吐。

白术配肉桂，可以治疗脾虚口中干燥。

白术配生姜，可以治疗心下有水饮。

白术配芡实、莲子肉，可以治疗拉肚子。

白术配茯苓，可以治尿潴留、盆腔积液。

白术配枳实，可以化癥瘕积聚，痰饮留癖。

白术配黄芪，可以补气止汗。

白术配人参，可以增强膻中正气。

白术配黄连，可以治疗大便脓血。

白术配黄芩，可以安胎。胎烦，胎儿就要踢孕母肚子，白术可以稳定肚子，黄芩可以祛烦。

白术配陈皮，可以让口中生津液，所以白术陈皮茶，喝了以后整天都不会干咳干燥，因为脾胃会源源不断地生津。

　　白术配干姜，可以治疗脘腹冷痛。

　　白术配茯苓、桂枝、甘草，苓桂术甘汤可以治疗脾虚水饮，还可治疗水饮在胸。

当 归

🦋 当归补血以调经。

当归是妇科要药，既通又补，可使血滞能通，血虚能补。血枯能润，所以可以治疗闭经。血乱能抚，跌打伤血乱在局部成为团，可以抚顺它。

当归可以使血与气附，气与血固。如当归补血汤，血跟气可以完美交融，气跟血可以吻合；气能摄血，像归脾汤治疗崩漏，气能将血固住，而不致散乱无所归，使血不会散乱，没有归附。

《中药趣话》里面记载岳美中老先生的一个经验。长期崩漏，必是脾虚，脾虚用归脾汤，第一个方中有当归，第二个脾主统血，能够让血有所归。长期崩漏的病人，老师治了多例，效果都不错，血有所归，这是它最重要的一点。

当归号称血科女科圣药，叫"血使者"，只要用它，就可以引入血分。所以妇科名方四物汤，还有当归芍药散，治疗妇人腹中诸痛，还有产后生化汤，治疗产后恶露不绝，还有王清任的逐瘀汤系列，无论哪种逐瘀汤都离不开当归，而且当归还要作为君药，素有十方九归之说。

当归一般分为三部分。当归头，能够止血，因为头是界面；当归身主要守中补血，补中焦气血；当归尾巴，四散走，比较细，所以善于破血、行血、通血，使瘀血下行，全当归既补又通，以补血行血为一体。

因此当归可以治疗血虚又血瘀的痹症。

痹，痹阻不通，关节痛，为什么会痹？第一个血虚了，它就停了，像河流水少了，船就搁浅了，叫痹。第二个瘀血阻滞，像拦河坝堵住了，船开不过去，也叫痹。无论是精华物质不足，还是有瘀血挡阻，当归统统能补血通血，所以一味当归饮或者蠲痹汤，以当归为主药，重用它，可以治疗通身上下一切痹痛。

有些妇人天气一变化，如昨天一下雨，今天骨节又痛了，不要紧，马上熬当归汤，气通血活，痹痛就好了。

《神农本草经》记载，当归主咳逆上气，治疗的这种咳逆上气是夜咳，夜咳用当归。二陈汤加当归，或者加胸三药，晚上咳嗽就会好。

李时珍在《本草纲目》中记载，当归可以调经，为女科要药，它也是治不孕不育非常常用的药。

服食当归以后，人会沉睡，咳逆上气，气会纳气归田。当归配合五味子、益智仁、砂仁，可以缩气引气，归宿丹田，繁衍后代。用当归配些补肾的药，可以繁宗衍代，当归让血有所归，精血有所归，女的卵泡发育好，男的精子数量跟品质都会提高。

当归治疗诸恶疮疡。张锡纯认为，当归配合丹参，这两味药可以治疗一切瘙痒恶疮。偏热的，重用丹参；偏凉的，重用当归。因为当归温，丹参凉，两个配在一起，治风先治血，血行风自灭，所以对于瘙痒、痹痛这些风邪作怪的病症管用。

金创，即金属造成的创伤，当归、丹参加海浮散，也就是乳香、没药，四味药加起来叫活络效灵丹，就活络的效果非常灵验，它可以治疗金创。

《神农本草经》讲，皮肤中有气游来游去，用当归煮饮之，就是血行风自灭，治风先治血的思路。

当归称为女科圣药，但并不是所有的月经不调它都可以调，那当归调哪种呢？月经量少的可以，量少它可以补；月经色暗有血块的，它可以活；通常月经推后也可以，因为虚则推后，当归可以补益。

一味当归饮，当归20克煎水，在月经来临前一周，趁热服，一直服到月经的第三天，如此连续调三个周期。我们来谈这个单方，它能治什么？

第一种平时小腹凉的，只要按照这种吃法，小肚子会暖起来；第二种月经量少的，当归使血有所归后，月经量会足起来；第三种月经色暗有血块的，这个血块会散掉；第四种面上长褐斑的，如果按照这种吃法，趁着月经来临，这个斑就会淡下去；第五种月经不调导致不孕的，可以调经助孕，让宫寒得暖；第六种可以治疗月经期的头痛，无论哪种头痛，但凡月经期出现的，用这种吃法，月经一通调，脑压力下降，就不痛了。

《名医别录》记载，当归温中止痛，治疗宫寒痛经，治疗血汗痹痛，用桂枝汤加当归，治疗通身上下冻疮受凉痹痛，除客血内塞，就是说血肿瘀血跌打伤，用当归配三七。

主湿痹，湿痹就是受湿以后肌肉关节痹痛，用当归，血气活则湿走。

补五脏生肌肉，当归甘温，补五脏，它不单补肝血，五脏血都可以补。生肌肉，所以肌肉溃烂的，像当归补血汤中有黄芪、当归，可以让血肉能长。

《本草分经》记载，当归散内寒补不足，去瘀生新，润燥滑肠，为什么？中老年人习惯性便秘，大便排不出去，中老年人有个特点，面上皱纹多，皮肤干燥，代表肠也干了，搁浅的河道不能行舟，干燥的肠道难以排便，所以用当归30～50克，一味当归饮就可以治疗习惯性便秘，这是经验。

当时我就很不解，怎么一味当归饮治疗老年人肠干燥的这种便秘效果那么好，不是要用增液汤，像玄参、生地这些吗？

后来一翻《中医基础理论》，豁然开朗，什么医理呢？玄参、麦冬、生地是补津液的，当归是补血气的，古代有一个血水互换原则，"津血同源"四个字，就是肠道里的津，口水这些津，它是血所化，血不足了，当归就会去补血。

你看为什么受伤流血的人，会咽干口燥，因为津变成血了，血补足以后，消渴没了，因为血又变津了。

津血同源，补了血，这大便就润通了，四物汤可以治疗习惯性便秘，加不加肉苁蓉、火麻仁、枳壳之类的都行，老年人只要肠枯燥的，用之无不润通，因为当归是增血增水的，血水同源，增血即是增水。

《药性论》记载，齿疼痛不可忍，牙齿疼痛忍不了，当归配白芷。这种疼痛一般是冷痛的，细辛配当归、白芷效果非常好。

女人带下淋漓腰痛，完带汤加当归效果也好。

《日华子本草》记载，一切风，一切血，一切劳，用当归能去恶生新。

这当归的地位太高了，一切风，就是说游动性的病；一切血，就是脸色不好，或者瘀堵；一切劳，疲劳。生气可以用当归尾，让血能够顺；疲劳可以用当归身，令血可以得补。

当归又主癥瘕积聚，痰饮留癖。为什么二陈汤要加当归、丹参之类的药，治痰效果特好，道理是什么？

二陈汤是专门化痰的，陈皮燥湿，茯苓健脾，半夏能够消痞散结，甘草和中，这都可以理解。但是药书上没写当归、丹参化痰，然而心脑血管梗死的，瘀血的，痰浊多的，你用化痰药化解不了，加点活血的药，立马化。

原来痰瘀互结，难舍难分，这是一个道理，痰跟瘀血常常互结在一起。所以有痰的人，一般有瘀血；有瘀血的人，久了也容易生痰。痰多的，我们就重用二陈汤加当归、丹参；瘀血重的，嘴唇暗的，我们就重用四物汤加半夏、茯苓，活血祛痰，祛痰活血。

《本草纲目》记载，当归治头痛、心痛、腹痛、手脚痛，痛症必寻当归。

痛就两个原因，不通则痛，不荣则痛。用当归可以滋荣，可以活血破血，所以痛症用归，用当归。

《本经逢原》记载，当归可升可降，诸病夜甚，必须用之。

有些人无论什么病，你问他白天加重还是晚上？回答是晚上，好，加当归10克。失眠也好，咳嗽也好，尿频也好，只要晚上加重的，加点当归，诸病夜甚用当归。

《医学从众录》记载，血虚头晕，像有些人蹲下去再起来，晕头转向，为贫血。两味药解决，当归、黄芪，叫当归补血汤，或者直接用当归2两，酒几杯，一起煎来服用，也可以解决。

《圣济总录》记载，便秘，当归、白芷等分，打成粉，每次米汤调服2钱，它可以通便。

再看闭经，月经量减少。有一少妇，身体弱得月经一次比一次少，最后点滴都不来了，张锡纯刚开始学医就碰到这个案例，他不敢开大方，他就试用当归8钱，煮汁服用，结果没几次，这月经就增多了，可以见得当归生血之妙。

有一妇人，生完孩子一段时间，身体发热头痛，四肢酸痛，不想吃饭，大便排不出，听说是食积，可用了消积散、五积散、保和丸，没效，头痛不止，大便照样难通。

缪仲淳察色按脉后说，这是血虚，肠道不滋润，给她一次用1两当归，一服大便通，再服头痛止，1两当归通大便，这个经验就这样来的。

还有湿热痢疾，用芍药汤，是非常好的，里面有当归。

行血则便脓自愈，调气则后重自除。

再看一个比较厉害的案例，严重的崩漏，血不止，血压都很难测出来，马上要休克的，然后用独参汤，没有好转，面色照样无华。

然后王家瑞老中医，他触诊的时候，发现妇人腹部有包块质硬且拒按，马上用当归30克，川芎15克，煎汤服用，一剂刚吃下去，出血就停止了，血压回升，生命得到挽救。

事后人家问为什么用这个方，王老说乍看这个产妇一派虚象，应该大补元气，可是产后还有瘀血堵在那里，下腹部有包块，就是明证，不可以轻投补药，要以祛瘀为主，瘀去则新生。

所以王老多年救治崩漏危重病人非常多，喜欢用佛手散，佛手散是哪两味药？当归加川芎。

崩漏危重，瘀血阻住胞宫，为什么不用桃仁、红花、三棱、莪术这些药呢？因为这些药太猛了，产后出血的，要用当归、川芎，它们比较平和，一般服用一两剂，出血就止住，不要久服。

张锡纯创了好几个名方，都用到当归，比如活络效灵丹，治疗一切瘀血疼痛。

当归怎么配伍呢？我们看《得配本草》的记载。

当归配茯苓可以降气。

当归配白芍，可以柔软血脉，治一切血管紧张性疼痛。

当归配黄芪，可以补气。

当归配人参，气血并补。

当归配红花，可以治疗月经逆行。

月经逆行，也就是倒经，月经期间鼻子出血，当归配红花就顺下去了。

当归配荆芥，可以治疗血中有风，瘙痒。

当归配葛根，可以治疗疲劳，颈椎酸软。

当归配蒲黄、五灵脂，可以治疗严重的瘀血腹痛。

当归配肉桂、附子，可以成为温经汤，治精冷不孕。

当归配火麻仁，可以润肠通便，治疗便秘燥结。

当归配桔梗，可以治疗晚上咳嗽，即夜咳。

当归配大黄，可以治疗一切跌打损伤，因为当归引入血分，大黄将血分的瘀血推陈出新，所以复元活血汤就会用到这组药。

当归配金银花，消肿止痛，可以清血分的毒，所以血肉模糊淋漓的疮痈，就用仙方活命饮。

当归配人参、黄芪、肉桂、熟地之类的药，即四君子汤、四物汤，叫十全大补汤，可以治疗烂肉久不长。"十全大补汤，烂肉久不长，四君与四物，黄芪并肉桂"。

当归虽然好，但也不是万能的，比如说感冒发热，要少用，不然服了以后会加重；腹泻也会因为当归太润，而泻得更厉害；腹中不易消化的，要先吃健脾药，当归即使用也要少用；上火牙痛的，不要轻易用，当归会助火；崩漏太厉害的，如果用当归，还需要加一些其他药物去辅助它，不能单用，因为它毕竟以行血活血为主。

清朝吴诗机老人编著的《理瀹骈文》，专讲内病外治，就是说皮肉筋骨脉、肝心脾肺肾的问题，像颈肩腰腿痛，怎么治呢？用膏药敷贴。

无论是痛经、盆腔炎、痔疮、腰痛、高血压、头痛、肩周炎，都可以内病外治，用这个方子：当归 30 克，川芎 20 克，香附 10 克，丁香 10 克，肉桂 10 克，小茴香 10 克，吴茱萸 10 克，一共加起来 100 克，打成粉，每次用 1 ~ 2 克，用黄酒调成药膏，贴肚脐，或者痛处。一般月经前三天用，可以治疗痛经；天气变化时用，可以治疗风湿关节痛。你看它的特点就是温中的丁香、肉桂、小茴香、吴茱萸，再加行气活血的川芎、香附，以及行血活血的当归，这些都是非常安全的。

半 夏

🦋 半夏治痰燥胃。

《周礼》记载，五月半夏生，就是说夏天一半，半夏苗生，它是禀当时天地间燥热之气最盛之时，所以半夏性燥烈，专门化湿痰，燥能胜湿。

土地一摊水，洒点干燥的草木灰它就干爽了，所以舌苔水滑的，吃点半夏粉，或者半夏煮水，它就能燥湿，这叫燥可胜湿。

这个白痰多了，用点半夏、陈皮，吃了立马痰化于无有，这是二陈汤，可以去湿痰。所以半夏的燥可以胜湿，可以健脾，素有除湿化痰，开郁止呕圣药之称。

半夏除湿化痰，能治怪病。有一位医生最擅长用半夏跟天南星两味药，治包块、痰包、脂肪瘤。我不解，为什么脂肪瘤用半夏、天南星？

他说，脂肪瘤就是一团痰浊。痰浊要治脾胃，燥脾化湿，第一药是半夏。燥顽湿，第一药是天南星。顽固的湿气滞留在体内形成包裹，用半夏、天南星无往不利。

张仲景说过，喉中如有炙脔，半夏厚朴汤主之。咽喉里好像有块炙脔，炙脔是什么？脔就是脔肉；炙是烤肉。咽喉中像是有块烤肉堵在那里，就得用半夏厚朴汤。现在讲的梅核气，就是某一天觉得生气以后，吞又吞不下，吐又吐不出，咽喉老有块东西堵在那里，用半夏厚朴汤，一剂知，二剂愈。

表面上这跟脂肪瘤没什么关系，但是你看，炙胾就是脂肪，就是痰浊，就是肉瘤，像烤肉一样是一团。你看它的君药是什么？半夏。还有辅佐它的厚朴。这半夏厚朴汤，半夏就是对付痰浊、痰瘤的主帅。所以重用半夏、天南星可以治疗脂肪瘤，效果也好。富贵包、双下巴这些更不用讲了，这些全是痰浊坠下来。轻一点的，就用茯苓、苍术，重一点用白芥子，它们就下来了。

半夏可以开郁。叶天士《临证指南医案》上面的经验讲到，用逍遥散加半夏治疗气郁痰阻，效果好。

所以你看有些人，舌苔水滑，郁闷，胸肋又胀，逍遥散解郁解不开，加半夏就开了，这是因为半夏能够化痰郁。逍遥散只能化气郁，四物汤可以化血郁，三黄泻心汤可以化火郁，苍术可以化湿郁，保和丸可以化食郁，这些是六郁之道相关的名方。

半夏还能止呕，号称止呕圣药。诸呕吐，谷不得下者，小半夏汤主之。就是说老觉得咽喉食道有东西吞不下，可以用小半夏汤。

珍仔围村有一病人，大半年吃东西老是下不去，不是他不想，而是肚子饿但吞不下，用二陈汤合四逆散，四逆散解郁，疏通肝胆；二陈汤降胃，通降肠胃。两剂药下去，就能吞下去了。

小陷胸汤有黄连、半夏、瓜蒌，都取它陷胸中脓痰作用，能让胸中这些痰浊扑通一下掉到腑中去。

一般生半夏外用，消痈肿，疗疔癣。所以脚上长痈肿，半夏捣烂了一贴上去，痈肿马上就平掉了，消肿散结效果佳。

一般用姜半夏、法半夏，降逆之效更佳。清半夏就是生半夏，用白矾加工后，它化痰的作用就更好，因为它有白矾，助化痰。

《神农本草经》记载，半夏主治心下坚。中医讲心下就是胃，如果老觉得心胸中有团气化不了，可以用半夏泻心汤，去化堵在心胸的痰气。半夏还能下气，所以容易动不动就气上头的，可以用半夏温胆汤下气。

所以对于咽喉肿痛、食管癌这些，早期就要想着用半夏泻心汤了。

头眩，可以用半夏白术天麻汤，半夏为君药，就是血压高了，连带痰都往头上走，像这种我用半夏白术天麻汤。因为通常病人不是单纯血压高，可能还伴有血脂高或者血糖高，糖、脂都是身体的油性物质。油性物质不能为身体所用，它的名字就叫痰湿，所以一个人痰湿多，饮食丰富，脾气又很暴，那你就要想到半夏白术天麻汤，脾气暴上头，半夏可以下降，天麻可以平，身体痰湿多，半夏可以燥湿，白术可以健脾。

胸胀，胸部胀满，呃逆，胀得都连连咳嗽，半夏也是好药，还可以加胸三药枳壳、桔梗、木香。

半夏主伤寒，还有寒热。这个寒热不调，胃不好，它可以降气。

《名医别录》记载，半夏主消心腹胸中膈痰。所以看到舌苔厚腻白白的，几乎都可以用半夏。

《本草图经》记载，胃冷呕逆，半夏为方药之最要。脾胃冷，又呕逆的，众方药中以半夏为最好。半夏加生姜，小半夏汤，就是吃东西吐出来，还是原来的东西，胃冷不能腐熟，用半夏加生姜。

《药类法象》记载，太阴痰厥头痛，非此药不能除也。太阴是什么？太阴脾经，就是说脾不健运产生好多痰，痰又通过情绪激动上到头去，这时我们既要化痰又要降气，选哪一味药？半夏。因为半夏既降气又化痰，所以血压高、痰多的，或者痰多容易激动的，永远少不了半夏。

《药性赋》记载，半夏其用有四。除湿，化痰涎，和脾胃之气，止呕逆。

对于卧病在床的病人，中风后期的，嘴控制不住，总流出痰涎来，这时一定要用半夏。

有位中风后遗症的广州大叔，老流痰涎，他在康复期间我怎么把这些痰涎收掉，不然一整天都拿这个纸来擦，非常麻烦。

我让他买陈夏六君子丸，即陈皮跟半夏，再加四君子汤。吃了半盒就不泛清水了。可见这个半夏有强大的除湿化痰涎的作用。

还有一位作家，他感冒后期老涌吐痰涎，不干净，他说感冒三五天就好了，可是涌吐痰涎半个月都没有好，这个病的尾巴好难去。

我让他吃陈夏六君子丸，也就吃了两天，痰涎全部化干净了，所以半夏是除湿化痰涎的名药。

这脾胃乱七八糟的气，吃东西后，就搁在脾胃下不来，服半夏、生姜就下去了。

你们以后出去应酬，回来如果第二顿没胃口，老觉得有东西堵在胃里，记住赶紧去抓 30 克半夏，30 克生姜，煎水，一剂下去，扑通一下胃里的那些痞结就掉到腑里，保和丸都奏不了这个效果，保和丸只能化你肚腹里的积，半夏、生姜能让你胃里的积、胸里的积都掉到腑里。

半夏、生姜可大和脾胃之气，就是说脾胃里，久坐生湿，或者饱食伤胃，或者思虑气结伤脾，半夏既能开胃开郁，也可以化痰，所以它是气郁痰阻的名药。

单气郁可以用柴胡、郁金、木香，单痰阻可以用陈皮、佛手，还有其他的化痰药；但是气郁又痰阻了，一般要选半夏。

什么叫气郁？容易动嗔怒的，必有气郁。

什么叫痰阻？贪吃的。所以经常吃撑吃多的人，肯定有痰阻。

饮食过饱，或者容易动情志的，那就是半夏体质。

现在哪个不是容易动脾气，哪个不是有好吃的就拼命吃、死吃？非常多这样的人。所以半夏可以同时解决痰、气的问题，所以叫半夏厚朴痰气疏，就是痰跟气它都可以疏理。

上吐下泻，霍乱了，浊阴上犯，降不下去，这叫呕逆，可以用半夏。

痰冲颅脑，痰厥头痛。什么叫"痰厥头痛"？厥，到顶端去了，痰冲到头上去了，哪种类型的人，痰会冲上头脑？癫痫病人，怪病多由痰作祟，你看，其实癫痫的主帅就是半夏跟天南星两味药，未闻有其他药能够重要过此二药的，所以老师治癫痫，用小柴胡汤加二陈汤，重用半夏 30 克，一般癫痫一两个月发作一次立马变半年发作一次，就吃这个方子，吃二三十剂都不要紧，吃完以后胸开郁解，痰浊排到肛门去了，就不会冲上大脑，不会抽搐了。

《神农本草经百种录》记载，半夏燥湿，它是白色的，白入肺，所以它燥肺金的湿，咳吐白痰最好的药就是半夏，由于它能降逆，所以它又可以下脾胃间的湿。

《本草分经》记载，半夏除痰湿，利二便。

重用半夏，可以将肠壁上面的那些黏着物排出来。

半夏治一切脾湿之症。什么样的人可以用半夏？肥满之人，肥人多痰湿。瘦人用半夏要小心，因为瘦人多容易着急上火，毕竟半夏是燥的。

《本草思辨录》记载，半夏乃呕吐胸满之要药。

呕吐有小半夏汤，胸满有小陷胸汤。

但是瘦人不能用半夏，那瘦人呕吐跟胸满怎么办？中医讲去性存用。半夏配黄连、瓜蒌，借助黄连或者瓜蒌将半夏的燥热之性去掉，利用它化痰跟降气的作用。因为黄连跟瓜蒌化痰跟降气的作用是没法跟半夏比的。

所以今天学完半夏你就要知道，就呕吐来说，寒呕用半夏、生姜；热呕用半夏、竹茹。这个胸满，吐出的是白痰，那就用二陈汤，或者陈夏六君子汤；吐出的是黄痰，就用小陷胸汤。

《金匮要略》记载，小半夏汤，治心下有支饮。

有些小孩子总喜欢吃凉饮，吃完以后口流清水，舌苔水滑，回去熬半夏、生姜各20克熬水来让他喝，停掉这些凉饮，第二天他口就干爽了。

深圳有一个孩子，才9岁，他老师反映，孩子在学校午睡睡醒以后老是流一摊口水，家长问怎么办？我让他用半夏跟生姜来煮水，喝完以后第二天口水就没了。

假如小孩子在幼儿园吃了冰冻水果、凉饮，然后睡醒起来，流一摊口水，就用半夏、生姜煮水，因为生姜暖胃驱寒，半夏义容易降逆，两个都是止呕圣药，它比你简单用收唾沫的药如益智仁等，还要强。

我们对这个口泛清水是非常有把握的。"心下有支饮",心下就是胃,胃里面有支饮就是水饮、凉饮,小半夏汤主之,这是《金匮要略》的原文。

有人心下有支饮,那就用小半夏汤。

咽喉如有炙脔,就用半夏厚朴汤。

心胸中有痰痞,就用小陷胸汤。

体虚、大病以后虚弱,又流清水的,就用陈夏六君子汤。

一动气就高血压跟高血脂同时发作,满面流油,血压又高。满面流油证明有痰湿,血压高证明气上头,就用半夏白术天麻汤。

身上长乱七八糟的包块,就用二陈汤,痰结,配合逍遥散。逍遥散无处不到,二陈汤无痰不化,一个无处不到调肝经,一个无痰不化调胃经,肝胃调,百病消。所以半夏真的是一味很不简单的药。

《丹溪心法》记载,痰湿喘急心痛,半夏不拘多少,香油炒,打成粉末,用粥来调服。

但是半夏有麻舌刺喉的不良反应,生吃半夏吃下去好像针扎喉咙,把它煮了喝汤就没事,但是你不要把锅里的那些半夏粉也拿起来吃下去。

如果你的咽喉就像被万针扎一样,不要紧,赶紧嚼几片生姜片,就没事了。虽然有刺喉感,但偏偏又是治疗喉部臃肿的药。

《濒湖集简方》记载,喉痹肿塞,生半夏粉末撮到鼻内去,它会流出水,咽喉的肿塞就会化为水。

我们看张锡纯的经验,用半夏用的最厉害的,就是张锡纯。有一个童子12岁,老是痰多,咳吐痰,突然有一天,身体居然不能转动,完全被痰浊堵住。因为当时贫穷年代,只要能丢到嘴里的,小孩子什么东西都吃,吃伤了脾胃就好多痰,痰多了以后阻滞经络,手脚就动不了。

一般人一看,哎呀!12岁的孩子居然中风了。

其实不是中风,是痰阻经络。

张锡纯将半夏打成粉末送给他,每次服1钱半,用生姜水送服。服了十天左右，身体能动了，二十天左右全部好。足见这个半夏可以开痰、化湿。

老师只要看到一个人卧病在床，一问多久了，三个月，五个月，半年。好，用半夏，闭着眼睛都用。

为什么？因为形不动则精不流，精不流则气郁，气郁则痰湿阻。久坐生湿，久卧更生湿，所以没有半夏怎么行呢？

英国有一名军医老是呕吐，最后东西都不敢吃了，军医自己治不了自己的呕吐，他当时就来中国找到张锡纯。张锡纯就用小半夏汤加茯苓让他服用，想不到一剂药有奇效，数日不思食居然能进餐了，比他们西方的镇呕剂还强，连服数次，呕吐之症全好过来。

半夏居然还有消瘀止血的效果，跌打损伤可以用。半夏研成粉末，外伤出血擦上去立能止血，且无局部感染。

这个胃溃疡，呕吐酸水，还有胃壁出血，都可以用半夏，所以半夏泻心汤可以治疗胃出血，因为气降则血降。

还有一种痛叫眉棱骨痛。邓朝纲医生，他为了证明他的方子治眉棱骨效果特别好，他找了一百零八位眉棱骨痛的人，一个个来试效，药用了多少年？用了四十多年，别人要碰到这个症还真不容易，大剂量的用生半夏30～60克，生姜30～50克，热水泡后频频服用，或用武火煎半小时后就可以服用。

严重眉棱骨痛，发作的时候痛得像针扎锥刺，像悬梁刺股那样痛入骨髓，最顽固的病人，已经病了七年，去求医二十多人，换了二十多个医生，都没办法治好。邓朝纲医生让他用生姜半夏汤，滚水泡服代茶饮，一剂药服之痛减，两剂药痛止。为巩固疗效再服两剂，前后四剂，再不发作。如果说偶尔头还有点小晕，就按照这个方法再去服用一两次即可。

生姜半夏汤居然治眉棱骨痛，不是说诸呕吐，谷不得下才用小半夏汤吗？这个半夏加生姜，怎么眉棱骨痛也可以用它？

原来，阳明主头面，诸呕吐就是阳明经作怪，眉棱骨痛属阳明经症，呕吐属阳明腑症，胃腑的往上冲，无论经跟腑，我就认半夏、生姜降阳明。口泛出清水来或者呕吐，或者胃里有痰下不去，或者心下痞满，或者眉棱骨痛，只要阳明胃经出现问题，通通不能下降的，就用半夏、生姜两味药，但是记住需要重用，30～60克。

半夏是降浊阴妙药，开郁结神品，一个既可以开郁结又可以降浊阴的药。

邓朝纲医生说，他治疗这些顽痰怪病多年，不只于眉棱骨痛用半夏，从未见中毒症状，原因就是，半夏跟生姜同用，而且代茶一样频服，就是不要一下子灌到肚子里，而是喝三口就停下来，看一下有没有问题，没问题再喝三口，再停下来，有没有问题？没问题再三口。它是这样喝的。这样就是确保万无一失，有问题的话，只喝三口也容易解。

治小儿腹泻最有效的穴位是哪个？天枢。所以用半夏打成粉末，白酒调敷两次天枢穴，治疗小儿腹泻，几乎都会好。

因为腹泻都由于有湿，无湿不作泻，半夏就能燥湿，尤其敷在穴位上面，燥湿效果更好。这白酒半夏粉敷贴天枢穴，治疗小儿腹泻。

有一个4岁的小女孩，半夜踢被子，肚子着凉，早上起来就拉肚子，连续拉了五六次以后，整个人都要脱水了，蔫了，而且多日不愈。就用这种方法，一次减轻，两次好。

看《得配本草》半夏的配伍。

半夏配射干，可以治疗头晕、头痛。

半夏配柴胡，可以解胁肋胀满。

半夏配生姜，可以治阳明寒呕、眉棱骨痛。

半夏配陈皮，可以化胸胃中痰。

半夏配党参、白术，可以治气虚力弱以后，痰湿泛溢到嘴巴来。

半夏配牡蛎、猪苓，可以治疗梦遗。

半夏配高粱米，可以调和营卫，祛湿。

半夏配白蔹或白及，打粉，可以治疗金刀入骨，就是说那刀一砍，肌肉、皮肤、血脉、筋都砍进去了，都到骨的层面了，用这个粉，既不会感染，又可以助伤口愈合。

半夏配黄连，可以治疗痰热。

半夏配生姜，可以治疗寒痰。

半夏配苍术，可以治疗肥人湿多。

半夏配白芥子，可以治疗脂肪瘤。

半夏配厚朴，可以治疗梅核气、双下巴。

半夏配葛根，可以治疗富贵包。

半夏配大腹皮，可以治疗将军肚。

半夏配白术，可以治疗水桶腰。

半夏配牛膝，可以治疗腿脚沉重。

半夏配浙贝母、海藻、昆布，可以治疗瘿瘤、瘰疬。

半夏配玄参、贝母、牡蛎，可以治疗脖子里长一粒粒的东西。

枳　实

枳实去积推陈。

前面讲过枳壳，这节课讲枳实，它是未成熟的果实。

枳实成熟后是往下坠的，所以它降气，而叶、花这些，是往上往外发散的，所以花、叶多疏散，种、实都往下降。

如果种、实带甜味，往下降就补肾；如果种、实带苦味，往下降就泄气。

下气泄气，因为枳实质重，故有冲墙倒壁之功。所以有一些食物堵塞壁垒的，它一过去就把它冲破了，所以枳实可以破胸锤，胸中有闷结，它就破开来了。

珠海的一位家具店的老板，胁肋硬胀，怎么办？用四逆散，枳实重用30克。他吃完就开始不停排气，胁肋的胀满就没了。足见枳实对胸部的硬满硬结效果好。

有人问，乳腺增生初期怎么办？肿块还没有红、肿、热、痛前，只是肿胀，用四逆散，重用枳实30克，促排气就没了；它已经红、肿、热、痛了，加点蒲公英、牡丹皮、栀子等。有热则清热，无热则理气。气郁热久就会产生结，肝气郁结，结久了就会化热，叫木郁生火。

古代讲枳实破七冲门，它不单破胸结，它还破七冲门。唇为飞门，食物从这里"飞"进去。齿为户门，是饮食所入之路，这里可以把它关上，像两个门户一样。会厌为吸门，就是扁桃体这里，"吸"东西进来。所以扁桃体炎，扁桃体肿大的可以用枳实。用威灵仙和枳实啊，两味药，可以治疗扁桃体肿大，效果非常好。

胃的上口为贲门，食物从这里"飞奔"进去，速度非常快。有些人得了贲门癌、贲门梗阻，那就要用枳实二陈汤了，即降胃二陈汤，枳实能让贲门送食物速度加快。

胃的下口为幽门，因为食物从这里开始要进入幽暗的肠道。幽，曲径通幽处，形容这地方非常的深，九曲十八弯，而且非常暗。所以幽门螺杆菌喜欢在这里繁衍生息，而枳实能让它们移到大肠去，排走。因为枳实降气效果非常好，所以白术、枳实，可以治疗幽门螺杆菌感染的胃炎。

大、小肠交界处为阑门，即阑尾。梗阻性阑尾炎，大承气汤可以把它打通。

肛门为魄门，是排泄糟粕的器官。

中医看一个人的体质强不强看什么？看肛门。《黄帝内经》讲，凡治病，必察其下。你要看治病的效果怎么样，看病人的大便，如果病人吃完你的药大便排泄很快，十秒钟就排好了，而且量大，成形，身体就好了；排便难，又不成形，又烂或者便秘，身体就差。

魄门这个部位可不只是简单的排便，它还是一个人魄力的体现。肺与大肠相表里，肺主魄，所以中医就有个枳实导滞丸，专门助肠排泄糟粕，枳实为君药，枳实导滞丸将这些乱七八糟的东西有力量地排走。

《神农本草经》记载，枳实主热结，结热痰痈在胸肋散不了，就用它。热结轻则为痰结，重则肿瘤。有个生理病理现象，这肿瘤，结久了它会发热，叫肿瘤热。肿瘤热枳实可以破，所以你们以后，无论哪个部位，长一个包块，这包块又好热，想到热结两个字，你就要想起枳实。

《名医别录》记载，枳实能够下逆气，安胃气。

有些人老是反酸，口苦咽干，吃完饭以后有胀闷感，食物下不了。泡点枳实陈皮茶喝，可下逆气，顺气。

有个素食馆的老板，他请我去讲课的时候，他说他以前吃肉经常堵，吃素就好一点，但是胃里还有点堵，吃完以后，有时要一个小时才觉得这团堵气下去，问我怎么办？我让他用枳实跟陈皮泡茶，当天喝，当天就下去了。

《金匮要略》记载，胸中有团气堵在那里，橘枳姜汤主之。橘是什么？橘皮；枳呢？枳实；姜呢？生姜。这三味药能够下逆气，虽然平凡得不得了，但是效果也好得不得了。

《药类法象》记载，枳实消痰癖，降逆气。

所以痰气结胸可以用它；生气了，可以用柴胡、郁金；有痰了，可以用瓜蒌、贝母；但是既生气又有痰，就要用枳实了，上面胸口的气和下面胃里的痰，它们狼狈为奸，枳实一拳过去，一箭双雕，痰、气都要给它开路。

《药性赋》讲，枳实其用有四。

一是消胸中之虚痞。心胸中有痞满堵在那里，老觉得不开心，所以枳实配桔梗，就可以消胸中痞满，胸中恶气也可以升降。

二是逐心下之停水。有些人心包有积液怎么办？不要紧，桂枝汤加枳实，积液就消了；肺积水又咳喘怎么办？桂枝汤加枳实、杏仁，就开宣肺气了。

三是化日久之稠痰。痰清稀的时候像水，浓稠的时候就会结成块，枳实可以稀释痰结。你们要记住，咳的痰很黏、很稠，枳实可以稀释。

四是削年深之坚积。年深日久的包块，都叫坚积，包块摸上去硬硬的。

脖子的包块，贝母加上枳实；胸肋的包块，桔梗加枳实；肚腹的包块，大腹皮加枳实；腿上的包块，牛膝加枳实。

因为枳实可以破痰气，包块的实质就是一团痰浊，你去看，它是肌肉组织，而这团痰浊，使它们聚在一起的，就是气，气聚成形。而枳实就能够将这团气破开，将痰化解。

所以我们用枳实配白芥子，几乎从咽喉到肛门的结块都会被粉碎掉。

《药性解》讲到，枳实能定喘咳，可治中老年人咳喘。

我们去陈江村义诊的时候，有位患支气管哮喘的大叔，他边走边喘。

怎么办？四逆散加半夏厚朴汤，配两剂药吃卜去就不喘了。

《药鉴》上面记载，众承气汤中都用枳实，因为它可以层层地推动肠道蠕动。

《本草纲目》记载，枳实能够利气顺气，气下则痰喘止，气行则痞胀消，气通则刺痛除，气顺则后重止。

气下了痰就没了，所以用二陈汤加枳实。气行则痞胀消，所以用橘枳姜汤。气通则刺痛除，你看这血府逐瘀汤，用了枳实配桔梗，体现了两味调气药升降之妙。

刺痛为瘀血阻滞，为什么用行气的枳实？气行则血行，气下则血下。所以用枳实配桔梗可以治疗瘀血刺痛。因为胸中乃是血府，血的府地。胸中的血气通了，四肢的刺痛都会止住。

老师亲自试效过，有老年人在天气变冷的时候关节痛，我让他服血府逐瘀汤，吃完以后就不痛了。

因为血府逐瘀汤在古籍中有记载，节令变化，交节气变，对于因气候改变而加重的病，用化瘀活血之法。化瘀活血之法代表方就是通窍活血汤、血府逐瘀汤。如果头痛，当然要用通窍活血汤，但是麝香替代难找，通窍全凭好麝香，如果找不到，退而求其次，就用血府逐瘀汤替代。

枳实一般利胸膈，枳壳一般利肠胃。张仲景治疗胸痹痞满一般用枳实，里急后重用枳壳。所以我们治疗里急后重用枳壳，治胸痹用枳实。但是它们上、中、下都可以治，都可以降。

有一病人，胸痹痛得不得了，用枳实打成粉末，泡水服用，吃了几次就好了。所以莫名其妙的心胸痹痛，胸中有各种七情在那里鼎沸，就要去买点枳实粉泡水服用。像看谁都不顺眼，跟谁都容易产生矛盾，这些不平之气出现了，枳实就可以降下去。

老师教你们用枳实不单是脉象上往上冲的，包括人的行为、反应这些也可作为诊断的依据。

昂头戴面、趾高气扬的人，就需要吃点枳实，阴阳才会调和；垂头丧气的人，需要吃点升麻、葛根，人才会自信，才会昂首阔步；腿脚迈不开的人，需要吃点牛大力跟怀牛膝，走路才会健步如飞；少气懒言的人需要吃点黄芪、大枣，才会中气十足。

讲话高亢的，我就用枳实；讲话低馁的，我就用黄芪、升麻。

病人一过来，讲话亢进，肯定肝火旺；讲话纠结的，肯定是脾郁、脾滞；讲话胆怯的，肯定是肾虚；讲话犹犹豫豫、患得患失，肯定是胆不能决断。

那亢盛就用枳实，血压高，枳实、牛膝就好了；不能决断，那就用柴胡、郁金、木香，行事就果决了；如果胆怯，讲话怕，就用细辛、生姜，凡是辛辣的，人吃了都会大胆，而细辛的辛辣是穿到骨头里的，所以它是壮胆第一药。

《世医得效方》记载，大便不通，用枳实、皂荚。

将枳实、皂荚，打成粉末，用米饭当黏合剂做成药丸。米饭可以调和胃气，皂荚可以除垢，枳实又是下气的，配合使用，就可以涤荡肠胃，逐垢秽。

《经验方》记载，黄芪配枳实，专门治疗腹泻后肛门都脱下来，即脱肛。

五经富有一个做建筑的病人，他排大便以后肛门脱下来，一两次还可以，但三天两头就这样。我说："是不是累的时候就加重？"他说："对。"用黄芪100克，枳实30克，其他的都是普通药，这两味是主要的。吃完以后到现在没发作过，肛门都不会往下掉了，因为气兜住了。所以古人记载枳实散治阴挺，什么叫阴挺？子宫脱垂。单用枳实1斤，炒黄后打成细粉，每次服用5～6克，也可以加补中益气丸来服用，不加也管用，就可以让子宫回缩。

枳实芍药散治呃逆，你们看一下，呃逆俗称胃气上逆，叫客气动膈，气冲咽喉，身不由己。西方医学说是膈肌痉挛。痉挛要治什么？治肝。

肝主筋，主疏泄。就各种扭曲、狰狞、拘紧，只要看到咬牙切齿、紧张不安、神经不能放松，就要治肝。治肝，让肝放松最好的药就是枳实、芍药。芍药能让肝放松，枳实降胆气，能让胆下降。

一位古稀老人，呃逆多年，屡治乏效，无奈求助中医，一句话没讲完就要呃气几下，非常难受。然后这个中医叫蒋老师，发现了他口臭，胃气不降。他讲话声音亢盛，肝胆火旺。那怎么办？用枳实60克来降胃，用白芍60克来软肝，降胃软肝，就这两味药为主药，加点黄柏，因为他小便黄而短赤，再加海蛤壳，一共四味药，服三剂后，呃逆几乎去掉七八，再服三剂，多年呃逆全消，没有发作过。

这就是枳实芍药散治呃逆的厉害之处。

以后你们见到顽固的呃逆，即膈肌痉挛，用芍药；呃逆气往上冲，要降气用枳实。

因为肌肉松紧及筋骨松弛药莫过于芍药。从嘴降到肛门，从头降到脚，诸药都不如枳实。它们就是松解肌肉再降气。

如果觉得最近委屈，愤怒，有苦又说不出，一团怨气哽在胸。不要紧，解锁释缚汤——枳实芍药散，枳实、芍药各抓60克，吃完后，觉也好睡了，屁也多了，人也放松了。

有位荨麻疹的病人，30多岁，全身一抓都起血痕。他自己学的中西医结合，给自己开药没治好，浑身瘙痒，心烦郁闷。

后来他找到一名医生，这名医生说《黄帝内经》记载，诸痛疮痒，皆属于心，就是说痒要治心。胸为心之府，心就住在胸里。所以他就想到《金匮要略》里的胸痹。

这个医生的思维也够厉害的，痒居然想到胸痹去了，医家注解只提到，胸痹脉象阳微阴弦，心痛彻背。没提到胸痹会引起痒，但是他痒的时候会吐白痰，白痰就是寒痰，热痰应该是黄的。如果白痰能吐出来，那胸里肯定是一团"阴云密布"，所以把这个荨麻疹当胸痹来治，果断开枳实薤白桂枝汤。

枳实、薤白、桂枝，桂枝暖心阳，薤白心之菜，将胸里的闷气排到大肠，枳实将咽喉的闷气一直降到肛门，四剂药没有一味药治疗瘙痒的。病人抱着怀疑的态度服下两剂，想不到效果还不错，然后再服两剂，痊愈。

所以你看，皮肤瘙痒的时候，是不是心很烦？然后再咳唾白痰，是不是胸部里有寒？胸有寒，心又烦，皮肤又瘙痒，皮肤瘙痒只是表证，即表面现象，里面阳微阴弦才是重要的，心脏阳气不足，阴寒内盛，用枳实薤白桂枝汤。只有将《黄帝内经》跟《金匮要略》彻底理解了，你才能够想通这个道理，这是大开眼界的一个思路。

将来我们就抓主证，无论他瘙痒、头痛还是胃痛，只要他吐白痰，记住，心胸烦闷吐白痰，枳实薤白桂枝汤，那其他的病都会好。

我们这叫抓主证，主症就是阳微阴弦，阳气不足了，阴寒了，剑拔弩张像拉紧琴弦一样。

什么叫阳微阴弦？几乎没有人像老师这样解释。阳微就是阳气微弱，在那里动不了，化不了气；阴弦就是阴寒的痰剑拔弩张，像拉弦一样，你看弦一拉是不是好紧？所以一切脉，怎么切不到？使劲按下去，有一个硬结——阳微阴弦。

所以这个就很好治，我要用桂枝把阳微补起来变阳强，再用薤白、枳实把阴气打到肛门去了，打到膀胱去了，打到"地牢"去了。

看《得配本草》枳实的配伍。

枳实配芍药，是松解剂，从咽喉松解到肛门，所以胸痛、胃痛、腹痛都可以治。

枳实配黄芪，可以治疗脱肛、肠风下血。

枳实配大黄，可以治便秘。

枳实配瓜蒌仁，可以消胸中痰，咳又咳不出，吐又吐不尽。

凡是热结便秘，枳实可以配虎杖、大黄。

吃完饭以后脾不运化，枳实配白术。有些人有胃口，怎么吃下去就消化不了，因为脾的动力不足。所以白术配枳实，它就动了。

枳实配黄连，可以治疗湿热泻痢。

枳实配黄芩，即枳实导滞丸，可以治疗滞下，滞下就是痢疾。

枳实消癖丸，就枳实配厚朴、半夏，治疗从咽喉一直到胃里有癖结，老是胸口觉得有块大石。

最近压力很大，压得人好累，心里像是有千斤重。吃两颗枳实消癖丸，心理压力就被化掉了。比吃安神丸、安眠药还管用，这觉就好睡了。

枳实消癖丸用得好可以代安眠药，因为你心中、胸中有压力、放不下，枳实消癖丸就能帮你消下去了。

枳实消癖丸是放下汤。

逍遥散是看破汤，看破、放下。

四逆散是自在汤，非常自在，上下条达。

柴胡疏肝散是随缘方，随缘。

如果一个人生气，眼珠发胀，叫气郁化火。气郁用什么？用枳实；化火用什么？用栀子。所以枳实栀子豉汤，专门治疗既烦又躁的。

只是有点闷，用枳实、桔梗；闷到要发火了，用栀子、淡豆豉。栀子清上焦之火热，所以火盛，用栀子、淡豆豉；气郁用枳实、桔梗；如果既生气又上火，那就用枳实、桔梗、橘子叶，解决气郁的药，之后再用栀子、淡豆豉、黄连，解决上火的药。

枳实既下气又下火，还下痰，非常好用。所以有些人说他不生气也不上火，就是嘴比较馋，看到东西就想吃。那么多吃多痰，枳实也可以化。

川　芎

🦋 川芎治头疼之要药。

川芎，上行头面，头痛不离川芎，所以只要是头痛的病症，都可以用川芎。

在大学的时候，有一个同学头痛，我们去试效川芎，头痛不离川芎，川芎就是血中气药，上行头目，下行血海，既能活血又能行气，周身气通而不滞，血活而不留瘀，何患病之不除。川芎打粉，调大枣水来喝，因为年轻人都不喜欢药的苦味、冲味，加点大枣好喝，吹风头痛的，吃一次就好了。

有人说川芎太燥了，它会伤阴液，那可以加大枣，凡是祛风药，都容易偏燥，所以可以加枣去润它。

腹中诸疾痛，用当归芍药散，当归、白芍、川芎、茯苓、白术、泽泻，六味药打成粉，几乎十愈七八。

当归芍药散打好，密封，痛经也好，头痛也好，腰痛也好，关节痛也好，只要气不通血不流，滞塞的，符合气血阻滞这一证型的，都能吃好。

川芎上行头目，下行血海，旁开郁结。

柴胡疏肝散就是代表，柴胡疏肝散由四逆散加香附、川芎、陈皮组成。香附为气中血药，川芎为血中气药，陈皮燥湿健脾，肝脾同调。

四逆散想要加强它理胸胁胀满的能力，就加上香附、川芎、陈皮，加了川芎以后，胁肋的胀满气痛，就会消到九霄云外。

　　川芎又是止痛药，它可以止痹痛，所以碰到一些痛证，你要想到川芎。川芎又能解郁，它是解郁药，所以郁证不离川芎。

　　有个佛手散，当归、川芎两味药，一般川芎用 3 ～ 5 克，升清阳，可以治疗头目痛，也可以加菊花；川芎用 6 ～ 10 克，行气活血，可疏肝解郁。柴胡疏肝散，川芎用 20 ～ 30 克，可以加强子宫动力，收缩子宫，减少血流量，这是不一样的。

　　风寒感冒，川芎少剂量用，解表，治上焦如羽。

　　《神农本草经》记载，川芎主中风入脑头痛，这个中风不是肝肾亏虚，年老中风偏瘫的，而是晚上忘了关风扇、空调，冷气对着背腰，睡在凉席或窗户底下，或者在有过堂风的地方，白天一起来，流清鼻涕，头痛，这叫中风入脑头痛，就是风邪侵入，用川芎配生姜，一次就好了。

　　《神农本草经》还讲，寒痹，就是出一身汗，手突然放在水里，或者跳到水里，出来后关节就痛了，因为出汗的时候，血管膨胀，跳到水里，血管就收缩。这时用川芎，要配合藤类药，治痹证莫若藤类药，加鸡血藤，两味药就是治疗风湿痹证的绝配。我跟过一名风湿科的医生，他的底方基本上是川芎 10 克，鸡血藤 50 克，无论哪种风湿，这两类药必用，他说只要加了，效果就能起来，都能够提高这用药的效果，非常好用。

　　还有筋挛缓急，什么叫筋挛，上岁数了人缩下来矮了，骨头在缩，叫挛，拘挛像刺猬一样，走的时候伸张，一碰到有危险，缩了，就是挛缩之证，像郁证一样，川芎可以让它伸展，舒张，所以川芎是舒张药，芍药是放松药。人一痛的时候，是不是眉头紧皱？眉头紧皱要怎么办？要舒展用川芎，要放松用芍药，川芎配芍药，就是松解放松剂。当归芍药散里，当归、川芎、白芍，三味血药，茯苓、白术、泽泻，三味水药。

　　妇女的问题，就出现在血水，血水一调百病消，所以老师碰到老年人，跟骨痛，痛得不得了，就川芎、白芍为主煮水，再加点生姜、大枣，吃三天就不痛了。凡是天气变化，天气一变化，大气一压下来，人的经脉就拘挛缩了，身体壮的没事，身体弱的或者衰老的，就会痛，那我用川芎跟白芍就让你放松，这两味药不得了。

再看金疮，即跌打损伤，跌打损伤川芎配三七，有人说三七太贵了，好，一半三七配川芎，就不贵了，就是跌打粉、金疮药。妇人血痹无子，这个妇人闭经了，你要知道，地道不通，形坏无子，地道就是子宫，子宫不通畅了，身体就会枯萎，枯萎就不结子。不结子，怎么办？用少腹逐瘀汤，里面就有川芎，它可以将少腹里的瘀血排出去。

《本经逢原》记载，川芎能行冲脉，这个好厉害，所以有些人没有冲劲，可以用点川芎。

《名医别录》记载，川芎能除脑中冷冻，就后脑勺老觉得凉凉的，你要记得用川芎。面上游风，来来去去，面上像风一样走来走去，好像虫行一样，川芎一下去，血行风自灭，面属于阳明经，川芎配白芷，治疗头面有虫蠕动。

川芎配羌活，治疗后脑勺有冷风侵扰。

目泪出，眼泪出来，为什么眼泪会掉下来？因为不能气化到巅顶变为智慧，机能衰退了，用川芎加藁本，就气化到巅顶上去了，风药既可以治水，也可以升阳。

多涕唾，老流清鼻涕和口水，流清鼻涕、口水有三种治法，哪三种？

第一种小孩子的脾虚，脾开窍于口，用补中益气汤，健脾。

珍仔围村的新叔，他的小孙女，老流清鼻涕跟口水，我说用黄芪口服液，买了两盒吃了就没事了，她流了一年多，用这么普通的药就帮他解决了问题，而且这么简单。因为小孩子大都是脾虚，黄芪主小孩子体虚百病，小孩子体虚的百病，无论是流口水、泪水，挤眉弄眼，还是唉声叹气，统统可治，所以流口水的第一个治法，就是健脾。

第二通过收缩，益智仁、缩砂仁，益智仁可以摄唾，收敛，嘴唇垂下来，可以收回去。

第三通过升阳，口水往下流，用升麻、川芎、柴胡升起来，所以你看老爱流口水的，口水代表什么？代表懒，你跑跑跳跳，运动锻炼，一气化马上就不流。

《药性赋》讲，川芎其用有二，上行头角，助清阳之气而止痛；下行血海，养新生之血而调经。

妇人月经不调，用当归、川芎，即佛手散。

这个上行头角，可以助清阳之气而止痛，所以两边头角痛，头两边胀痛得不得了，少阳之气，用柴胡、川芎；有些人一生气，耳朵嗡嗡作响，用柴胡、川芎、香附，即通气散，两边头角痛就解了。所以不要认为通气散只治疗耳鸣，两边头角痛它也治，侧面的胁痛也治，膝盖外侧痛也治，胆经所过之处的病症都可以治。

《本草纲目》记载，川芎行气开郁，为解郁药。王好古说，川芎能搜肝气，所以肝生气它就可以帮助搜出来。

《本草求真》记载，凡是腹痛、胁痛、心痛、胸痛、背痛、筋挛、痈疮，一切气凝血滞等症，川芎治之皆能痊愈，所以总而言之，川芎乃郁家妙药。

《本草新编》记载，川芎内伤瘀血可通，外感风气能散，疗头风如神，止金疮最妙。

偏头痛的人，痛得要拿头撞南墙了，堵住了，用川芎效果很好，搓成细粉用酒送服，一吃就好了，一次就见效。

还有喝酒以后，头痛得不得了，搞点川芎粉来一吃，也化解了。

《简便单方》记载，有一病人，吹了风鼻塞，头痛，怎么办？川芎1钱，小剂量的，走上，再配茶叶2钱，水一钟（300～400毫升），煎服，一次就好了。川芎茶是这样调出来的，得了感冒以后头痛，川芎再加茶叶，可以了。

《奇方类编》记载，产后血晕，用当归、川芎、荆芥穗，水煎服，好了。你看生完小孩以后，血液流失，风就进来，当归把血补起来，川芎把风赶出去，荆芥穗入血分，搜剩余的那些"残风败将"。

张锡纯的经验，他的朋友郭某的妻子，生完孩子后头痛得不得了，用当归、川芎各1两，一吃就好，这是产后血虚受风。

张锡纯说他生平用川芎治头痛，不过两三钱，这是产后血大虚以后，子宫收缩无力，所以重用当归跟川芎，各1两。治疗产后血晕，要记住当归跟川芎都要重用，起码是20克、30克的，如果8克、10克，病重药轻没有用的。

又有一个人他喜欢夜间出去，又不戴帽子，他这个头脑，被雾露伤了，后脑经常疼痛得不得了。张锡纯说，这个是寒露伤头，风邪袭首，用川芎、菊花各3钱煮水，服之立愈。

尹志美的经验，在《肘后备急方》重用川芎治头痛的启发下，他用川芎治最顽固的神经性头痛，用量常在20克左右，头痛最剧烈的，要用30～50克。

重用川芎可以治疗子宫出血，一般人都吓坏了，川芎不是动血行血吗？为什么重用反而止血，这是药物双向调节之妙。

《华佗神方》提到，华佗治崩中神方，单味川芎煎汤，治疗功能性子宫出血近三十例，效果满意，川芎一次将近30克，白酒30毫升，水250毫升，泡一小时后，文火煎，分两次服用。

也可以不用酒，一般两三日血就会止，病程长的可以服到一周，以巩固疗效。

张某，年半百，腰痛，阴道大量出血一个月了，人都腿软地无法行走，然后就用这方子吃了两次血就停止了，连续巩固疗效一周，不再出血，一年后随访，也没有再复发，可见这是治根的。

看《得配本草》川芎的配伍。

川芎配细辛，可以治疗顽固的筋骨痛、金疮痛、跌打伤。

川芎配苍术，可以治疗拉肚子，大便不成形。

川芎配清茶，可以治疗产后头痛。

川芎配羌活，可以治疗后脑疼痛。

川芎配白芷，可以治疗头面虫行般难受。

川芎配人参，可以治疗气虚血瘀。

川芎配薄荷，可以治疗小儿头疼脑热。

川芎配元胡，就是止痛药。

川芎配鸡血藤，就是风湿药，治风湿痹症，血行风自灭。

川芎配菊花，可以治疗目泪出、目痛。

川芎配藁本，可以治疗头顶疼痛。

川芎加香附，是解郁二药对，调气血。左右两边郁脉，川芎加香附。

川芎配金银花、皂角刺，托里消毒散里有这些药，可以治疗疮痈。

川芎配防风，可以治疗风寒头痛。

川芎配独活，可以治疗腰痛。

川芎配牛膝，可以治疗膝盖痛。

川芎配桂枝，可以治疗手腕、肩周痛。

川芎配陈皮，可以治疗胃痛。

川芎配当归，可以治疗小肚子痛。

川芎配小茴香，可以治疗盆腔积液。

川芎配桔梗、枳壳，可以治疗心胸中气闷。

川芎配姜黄，可以治疗后背痛。

川芎配白鲜皮，可以治疗皮肤痒。

川芎配辛夷花，可以通鼻窍，治疗鼻塞，吹风以后流清鼻涕。

川芎配橘子核，下行血海，可以治疗睾丸痛。

川芎配败酱草、红藤，可以治疗阑尾炎。急性阑尾炎就清热泻火，慢性阑尾炎就行气活血。

四物汤里面有川芎，与熟地、白芍配伍，可以补而不腻。川芎跟桂枝汤配合，可以养颜美容，为什么？桂枝汤强心，走手臂，加了川芎就走头了，所以可以让人红光满面，就是说川芎配桂枝汤红光满面。为什么呢？因为桂枝汤是阳火，四物汤就是阴血，四物汤有川芎，桂枝四物汤，桂枝汤就是阳气，黄色的，四物汤是血，红色的。

桂枝汤加四物汤，这是满血方，抗衰老的，让精力满壮。川芎重用加葛根，治疗颈僵且痛，纯颈僵硬，就葛根、白芍，再痛就加川芎 30 克，这葛根汤，当然可以治疗落枕，但是试试加川芎 30 克，哇，这个落枕的痛症一下就解了，不加川芎要喝两三剂的，加了川芎 30 克，只喝一剂就愈。

所以川芎真的是中药世界里的战神，病在哪里它都可以战，上可以通过血脑屏障，下可以到达子宫，外可以到达四肢，内可以到达脏腑，中间可以达胸肋，最远处可以达到肢端。

桂枝汤加川芎，专治通身耳尖凉、头颈凉、鼻尖凉、手尖凉、趾尖凉，阳气不达四末，桂枝汤就是达枝头四末，再加川芎，走得更远。

总结，川芎对于人体微循环效果非常好，它可以减少微循环的障碍。

桃 仁

 桃仁破瘀血之佳珍。

珍乃珍宝，佳是佳品，桃仁是非常好的珍宝，可破瘀血。什么叫瘀血？像淤泥一样，淤在那里，死在那里。如果不理解瘀血，好，我们来到河边去看淤泥，河沟长期不清理，淤阻了，洪水会泛滥，泛滥了，河堤会被冲垮。

所以瘀血如果不清除，人会觉得压力大，血管会爆，局部压力大会痛，放松压力它就不痛了，桃仁可以活血化瘀，将这瘀血活化开来，把它"搬运"走。

桃仁是桃子的种仁，尤其是那种野生的山桃，果肉小，但是仁却大而饱满，它适合入药，它的能量都集在仁上。

桃仁能够破瘀血生新血。

打架外伤，打伤了，无论哪个部位有瘀肿，一两周都不退，就去买一剂桃红四物汤，它就有活血化瘀的功效，这瘀暗就会由深变浅，由浅化无。

眼睛的瘀血可以加木贼草，嘴巴的瘀血可以加藿香，后背瘀血可以加姜黄，胁肋瘀血可以加木香、郁金，小腹瘀血可以加小茴香，腿上瘀血可以加牛膝。不同部位的血肿，都可以用桃红四物汤配合引药干预。

桃仁、红花常联合应用，花升子降，可以将瘀血活化开来。

女人以血为用，四物汤就能养血，如果嘴唇偏白的，重用当归、熟地；

瘀血乌暗的，重用川芎、桃仁、红花。

桃仁、红花、川芎，是以活血、动血为主的，熟地、当归、白芍以补养为主，所以桃红四物汤是动静结合的方子。

调动静就调阴阳，调寒热，脸上要美白的，就加白芷；要红光满面的，气血比较足的，可以加一些鸡血藤；要笑脸常开的，可以加玫瑰花。

一般桃仁入六腑，红花走五脏。

桃仁，凡仁皆润，它润六腑，所以它在六腑的表面走，这两个一配，脏腑瘀血都可以除，像复元活血汤、桃仁承气汤，都少不了桃仁，它是治跌打瘀血伤的药里，可以说是最好的一味药了。

《神农本草经》记载，桃仁主治瘀血，血闭，形成包块，桃红四物汤，重用桃仁、红花，可以治疗闭经，有桃仁、红花去破瘀血，有四物汤来生新血。

所以桃红四物汤是推陈出新的，它推陈出新的是什么？血液。而陈夏六君子汤呢？它也是推陈出新，由四君子汤补气，陈皮、半夏降胃。二陈嘛，可以降浊，而它们推陈出新的是什么？是人体的中气，脾胃之气。桃红四物汤推陈出新的是人体的血。所以我们只要将桃红四物汤跟陈夏六君子汤用好，那不得了。

《名医别录》记载，桃仁主咳逆上气。哪种咳嗽？有一种咳嗽，咳嗽日久，一直咳，里面都咳瘀血了，脏腑牵伤了，凡仁皆润，桃仁就可以润肺止咳，这咳嗽、呛咳，像骑自行车，哐当哐当，上点油，声音就没了。

所以咳嗽，可以找点仁类药，桃仁、杏仁加进去，咳嗽这种燥裂之声就没了，为什么？仁类药就是润滑剂，为什么加桃仁杏仁，因为它们两个联用就是润肺，加火麻仁就是润肠。

有些人咳嗽服了好多止咳药都止不了，咳逆上气，止嗽散加一点桃仁，好了。

《名医别录》又记载，桃仁消心下坚，心下即胃，胃里长坚块，胃息肉，胆也在心下面，胆结石，它也可以消。

有一次我们治疗一例胆结石病人，结石虽然不大，像小绿豆一样。余老师说这个可以治，用了什么？四逆散加焦三仙，还有虎杖、大黄、金钱草，后面加了桃仁。为什么加桃仁呢？余老师说病人便秘，你再看这占籍上怎么讲，一翻开来，哦，消心下坚，胆在心下面，心比较高，为君主，下面是胃、胆、肠，坚块就是瘀血，胆结石就是泥沙样的瘀结在那里，是一团瘀嘛，它消心下坚，这团瘀结得久变板结了。

除卒暴撞击血，就是说相撞出血，跌打损伤，或者发生交通事故，骨节对位修复以后，再吃上中药，强筋健骨，活血化瘀，疏通经络，也就不到三个月，跟没吃中药前拍的片对比，效果显而易见。没吃中药的，还看得见一些骨缝，吃中药的，骨缝就没了。

我们看吃什么中药呢？桃红四物汤加骨碎补、续断。

这方子还能治腰椎间盘突出，治摔伤后遗症，原本接骨接回去这手腕总是痛，抓十剂药吃了就不痛了。

桃仁还有止痛的效果，瘀去痛止，瘀在痛在，瘀走痛走，所以它可以止痛。

《药性赋》记载，桃仁其用有二，一润大肠血闭之便难，大肠堵住了，大便拉不出；二破大肠久蓄之血结，就是说肚腹里经水不通，这些瘀血结在那里。大便结桃仁可以治，瘀血结也可以治。

你看一个人面色黧黑，别忘了桃仁。眼睛以下的部位黑了，斑长在眼睛以下的都可以用桃仁，因为眼睛以上属于天部，眼睛到鼻子间属于人部，鼻子以下属于地部，眼睛以上的一般要用红花，眼睛以下的都可以用桃仁，红花是往上、往外，比较轻，像棉花一样，开放的，它可以走到至高之处，花升嘛。仁呢，仁降，桃仁就能够往下降。

有人说，曾老师讲桃仁能够润大肠血闭之便难，现在脸上长斑了怎么用桃仁？

面黑者必便难，脸上乌暗有乌斑，所以用桃仁通他的大便以后，那斑就浅了。

《本草纲目》记载，桃仁主产后血病，所以产后第一方生化汤，里面就有桃仁。

桃仁主风痹，风湿，即关节痛，血行风自灭，所以桃红四物汤不单是美容方，瘀血包块方，闭经方，它也是治疗风湿关节痛方。

《药鉴》里讲到，桃仁润大肠血燥便难，所以大便如羊屎，可以用五仁丸，里面有桃仁、郁李仁、火麻仁、松子仁、柏子仁，这么多仁，都可以润肠的。

桃仁去小腹血凝成块。有人说："我月经不调。"我说："怎么不调？""有血块。""是乌暗的吗？""对啊。"好，这个好治，桃红四物汤，重用桃仁、红花，就把这血块化掉了。

桃仁多用逐瘀血而止痛，少用生新血而通经。

《本经逢原》记载，桃仁是血瘀、血闭专药。

徐灵胎说过，桃得三月春和之气生，花色鲜明似血，故一切血郁、血竭之证，不能调和畅达，皆可中和之。

《本草思辨录》记载，无论是哪个部位的瘀血，都有桃仁的影子。千金苇茎汤治疗胸中甲错，比如胸中长这些瘀血块的，桃仁可以破胸中瘀血。

肌肤甲错，像硬皮病，这皮肤都发黑的，可以用中成药大黄蟅虫丸。

下瘀血汤有桃仁，治疗瘀血在脐下，肚脐周围。

桂枝茯苓丸，治瘀血在子宫，里面有桃仁；大黄牡丹汤，治瘀血在大肠，阑尾炎，有桃仁；鳖甲煎丸治瘀血在胁下，所以这胁下硬满的，可以用；还有桃核承气汤，或者抵挡汤，治瘀血在少腹，即小肚子，可以用。

《汤液本草》记载，老年人虚秘，即排大便没有力量，用桃仁、火麻仁、松子仁、柏子仁，四味药，研成粉末，可以服用。

生完孩子以后，月经闭住，叫产后血闭，用桃仁21枚，加上藕节1块，水煎服就好了，这是验方。

老是咳嗽胸满，气喘，用桃仁3两，去掉皮尖，然后煮出汁跟米一起煮粥吃，咳嗽气喘就会好，这是桃仁的主咳逆上气的效果，所以桃仁粥可以治疗老年人咳逆上气。

肺结核不太好治，当以祛瘀为第一要义，李时珍谓桃仁主治骨蒸，桃仁可以治疗像骨头蒸蒸发热，如肺结核，阴虚，更年期。

你要记住，骨头发热，一般是病在血分，初病在气，久病在血。血分发热了，那入血分药的有什么能超得过桃仁呢，既平和又有效，桃仁可以治骨蒸，这不是老师讲的，是李时珍在《本草纲目》讲的，桃仁主血滞骨蒸，血停在骨头，骨头就蒸蒸发热，所以俗医一听闻桃仁可以治骨蒸，未有不惊骇，认为荒诞，但李时珍就用桃仁治骨蒸。

有一形体消瘦的中年男子，脖子间长了一串串的瘰疬，大得像龙眼，用常规消瘰的丸药，没有消掉，后来想到用大黄䗪虫丸，里面有桃仁，吃了以后，瘀血化掉了，这些瘰疬串就消掉了，身体也长壮了。

因为他消瘦，身体就会发热，瘦人多虚火，多骨蒸，所以可以用桃仁。

古今治咳嗽喘急，非杏仁莫属，对邪在气分的病人效果好。

如果病人咳嗽已经好几个月、好几年了，邪在血分，久病入络，那就要用桃仁了。

你看多少人用杏仁止咳嗽，想不到顽咳要用桃仁。因为杏仁大都通降肺气，桃仁能够活化血瘀，它们的方向不一样，深度不一样。

《食医心镜》记载，上气咳嗽，可以用饮食调理，直接用桃仁磨汁跟粳米一起煮粥喝，就好了。

刘渡舟先生有一个医案，一个少女，受惊以后，精神失常，月经不来，月经不来以后，就开始发疯了，瘀血在子宫里堵住了，气血就往头上冲。我们要给邪以出路，怎么破开这个瘀血呢？刘渡舟先生用桃核承气汤，两剂经水通，腹痛止，精神就正常了。

所以妇女的一些精神失常，你要问她月经情况，十有八九，月经堵住了，轻则微狂躁，重则精神失常。

看《得配本草》桃仁的配伍。

桃仁配香附，气血通吃，血气都可以活化。

桃仁配元胡，止痛妙药，桃仁加元胡，打成粉，这就是安全的止痛散。

桃仁配川楝子，可以破结，肝郁化热的，气滞血瘀的，都非常好用。

桃仁加到小柴胡汤里，可以治疗热入血室。

老师刚才讲了，桃仁主骨蒸，有些妇女老是身体发热，用小柴胡汤，因为它主往来寒热，老是不好，就热久嘛，热久就在血分，就用桃仁，小柴胡加桃仁就是秘方。假如有妇人，动不动就发热，发火，即更年轻期躁动证，小柴胡汤加桃仁，屡用屡效。

你想要开得更好，小柴胡汤加桃红四物汤，合方治疑难。

小柴胡调表里，桃红四物汤调上下。瘀血往下走，气往外面出，升降上下通畅了，何病之有？

桃仁配当归，可以治疗闭经。

桃仁配白芍，可以治疗跌打痛症。

桃仁配红花，可以治疗一切痞块，包括暗斑。

桃仁配白芷，可以祛斑。

桃仁配赤芍，可以让脸色红润。

桃仁配大黄，可以治跌打损伤大便不通。有些人摔伤了，三天大便都解不下来，桃仁加大黄，第四天就解下来了。

跌打损伤以后，大便解不下来，因为痛的时候，水分全部去消耗在这止痛上去了，大肠就干燥了。

所以桃仁配大黄可以还水于大肠。

桃仁配合大黄，还可以治疗瘀血癫狂，为什么？气与血并走于上就发狂了，桃仁下血，大黄就下气，气与血一起往下走，人就清静了。

肺痈，桃仁、薏仁、冬瓜仁，专门清肺中咳吐出来的又黄又黏又红的脓痰浊，加芦根就叫千金苇茎汤。

桃仁配火麻仁、杏仁，治疗肠燥便秘。

桃仁配瓜蒌仁，可以治疗肺部的痰老咳不出来，痰中带血。

桃仁配牡丹皮、红藤、败酱草，可以治疗肠痈，叫红藤败酱草。

第86讲

艾　叶

🦋 **艾叶安胎而治崩漏。**

艾叶能温经止血，散寒止痛。最好的艾叶第一种产于李时珍的故乡蕲春，叫蕲艾；还有一种是葛洪的妻子，即艾灸宗师鲍姑，她在越秀区、罗浮山这些地方，引用的一种红脚艾，这种艾不单暖阳气，还补血。

一般中医采艾在阳气最盛的时候，也就是端午节，这时的艾吸得饱满阳气，可以辟邪气，艾叶、菖蒲、大蒜这些芳化之物被称为端午三宝，因为那时候湿气太重了，用这个艾叶，可以吸取天地间阳气。

据说古人用蕲艾做试验，把陶土的酒罐，封得严严实实，再用蕲艾一灸，然后将艾条拿走，过段日子，酒罐打开来喝，酒有艾香，可见蕲艾通透作用有多强。

故而李时珍给予蕲艾极高的赞誉，服之走三阴而逐一切寒湿，转肃杀之气为融合，灸之则透诸经而主百种邪气，起沉疴之人为寿康。

金元四大家的朱丹溪，他碰到一位80岁的中风老人，整个人都快要撒手西去了，为什么撒手？因为气脱了，这气吸不进去了，气脱怎么办？他就赶紧拿艾条，加盐跟生姜，灸肚脐神阙，重灸，盐能够入肾纳气，姜温中散寒回阳，艾条温阳，让气吸到肚脐，灸了几次后，气就回来了，握力又恢复了，手又能够握起来，中风脱证，就这样救过来了。

不用这一招，汤药都灌不进去，所以要重视艾灸法，千万别小瞧了这一疗法。

你看有些人僵尸脸、面具脸、冷漠脸，用艾叶，它就可以使其转为融合温柔。

艾叶能温经止血。著名的胶艾四物汤可以治疗妇人子宫虚寒出血，艾附暖宫丸可以治疗顽固痛经，还有温经汤可以治疗妇人筋骨为寒湿所侵，所以艾叶是通行全身，温煦脏腑的。

艾叶可以助寒药，也可以助热药，它就这么牛，助热药就不用讲了，吃姜桂附，觉得胃还不够暖，再点艾条，熏关元、气海，这个脾胃就暖。假如腰、脚是凉的，又口腔溃疡上火，吃点黄连上清片，再艾灸足三里，黄连上清片能治上热，艾灸足三里能治下寒，上热下寒的失眠症状就解除了。

《名医别录》记载，艾叶灸百病，是保健之品，煎汤可以治疗下部匿疮，匿就是隐匿，阴部的湿疮、湿疹、湿痒。艾可以灸，也可以煎汤，所以艾叶配百部、苦参煎汤服用，可消阴部的湿疮。

有一严重阴痒的妇女，找到余老师，余老师给她用这些清理肠道的药，使湿热祛除，再加蛇床子、艾叶、百部、苦参这四味药，第二次来不痒了，好了。

谁说这内服药不能治疗外面的病呢？中医清理掉体内湿热，外面就不痒了，外面用艾条一熏，里面就不寒了，内外都可以互治。

艾叶、苦参、百部、蛇床子，四味药最能止各种阴道湿痒、虫蚀、疮痛。就这四味药，你可以煎水量大一点，拿来外洗，也可以量小一点，煎水来内服。

艾叶能生肌肉，一般生肌肉的是黄芪、党参或牛大力，艾叶为什么能生肌肉？肌肉看起来是阴成形的形体，艾叶能阳化气，阳生阴长，肌肉就长了，所以艾叶能够温阳生肌。

艾叶艾灸，再配合补中益气丸，可以让老年人衰老变慢，肌肉免掉，还可以延缓有些人身体的萎缩。

艾叶使人有子，所以治疗不孕不育，艾叶要配紫石英，紫石英治妇女多年无子，宫冷绝孕多年，这个紫石英，配合艾叶，一个矿石药，一个草木药，它们两个可以暖子宫。

本身艾叶又能往下走，而紫石英又是质重之品，所以两个药配合可以沉降子宫。

《药性论》记载，艾叶跟醋煎来洗，可以治皮肤瘙痒癣疾。

艾叶做成馄饨，每次可以吃三五个，用饭压之，可以治疗长期拉肚子，冷厉。

还有心腹有恶气，老觉得有股闷气在心中或者肚腹，吐又吐不出，拉又拉不走，用艾叶捣汁来服用，或者用艾叶跟姜打成粉，做成丸，吃了用饭往下压，然后心胸腹一切乱七八糟的恶气就消了。如果是咽喉的梅核气，吞吐不利，就要用半夏、厚朴；在心胸腹，就要用艾叶、生姜，或者艾叶、菖蒲，可以治一切冷气、恶气。

《药性解》记载，艾叶灸百病，温中理气。所以理中丸加艾叶专治妇女宫冷、胃冷，开郁调经；逍遥散加艾叶，可以使逍遥散更温柔，因为逍遥散是柔肝的，它还不够温，加了艾叶就暖了，所以有些人郁闷了，胁肋胀痛，但是四肢是凉的，那就要用逍遥艾叶散，逍遥散一定要加艾叶，它可以开郁调经。

艾叶配合续断、菟丝子，可以安胎种子。

《日华子本草》记载，艾叶能治带下，所以完带汤加艾叶，可以去一切白带。

《本草纲目》记载，艾叶能够回垂绝之元阳，用现代说法叫抗衰老，使生命的进程变缓慢，不会那么快，不会走得那么仓促。

上次小武过来讲课的时候，他善用艾条，他总结出来，棉花熏怎么都熏不出那种肚子里面暖洋洋，身体很舒畅的感觉，只是皮肤热；而艾条熏呢，就可以感受到里面的暖热，有活力，所以艾叶熏出来的艾气，是最类人体元气的，同气相求。

《景岳全书》讲，艾叶通行十二经，入五脏六腑，逐寒冷湿痹，行血中闷气，所以艾叶是行气跟温阳于一体的。

《本草备要》说艾叶理气血，逐寒湿，暖子宫，止诸血。用生艾叶捣汁服用，可以治疗吐血跟衄血。

一位学生，人长不胖，肚子凉冷，他就试着用市面买的普通新艾来灸，发现普通新艾熏的，人有点焦急，这老艾一熏就没事。隔三岔五就熏一两条，身体一下子就长肉，据说长了十来斤。

陈年艾有心沉气静的效果，它这种温，熏在身体不会觉得燥，而火一烤就觉得燥，陈艾不会，暖暖地，慢慢地，缓缓地进到你身体。

《补缺肘后方》记载，卒心痛，突然间心痛，然后用成熟的艾，煮取浓汁来服用，它就可以暖阳，心是阳中之阳，艾叶又是天地之间草木中的至阳，所以它是相当亲和的。

突然间受寒，血脉拘挛，用艾叶。

有些人突然受寒，筋骨拘挛，用芍药甘草汤一吃，好三天，随后又抽筋了，不要紧，这时可以加艾叶。突然间紧张受寒、受冻加重，加艾叶，所以芍药甘草加艾叶，治疗一切受寒后拘挛。

以前有一个人跳到水里游泳，本来游半小时没事，那天特开心，游了一个小时，脚一抽，痛得没办法往回走，是人家把他架回来的。问我怎么办？

芍药甘草汤加艾叶，当天晚上喝下去，不抽了，不痛了，一剂痊愈，你们到时候可以去一试。

《卫生易简方》记载，脾胃冷痛，用艾叶粉煎汤服用，每次2钱，脾胃冷冷的，痛痛的，可以治。

《单方验方新医疗法选编》记载，肠炎、尿道炎、膀胱炎，用艾叶、辣蓼跟车前子，水煎服。为什么要艾叶配辣蓼？只用车前子不行吗？你试试，只用车前子，膀胱会虚的，实证用一次就可以，对于慢性尿道炎、膀胱炎，不要轻易大剂量用这些疏利的药，必须加艾叶跟辣蓼，为什么？

艾叶、辣蓼是辛辣的，助阳化气，让膀胱更有吞噬力，把这些炎症借车前子利出去，助阳化气，而且辛香定痛祛寒湿，所以艾叶跟辣蓼辛香定痛，它们可以去寒湿，寒湿多伤于下，致膀胱、尿道出现炎症，艾叶、辣蓼可治疗膀胱炎、尿道炎引起的疼痛。

艾叶、辣蓼，用小剂量的，用一二钱，而车前子用量要翻个十倍。

古代的女艾灸学家鲍姑，是河南人，她祖上都是书香门第，官宦之家，自幼博览群书，对医学的经典非常喜好，而且还精通针法，她跟葛洪结为夫妻，在广东罗浮山这一带炼丹行医，足迹遍布广州、惠州、博罗，她治疗赘疣，即现在讲的扁平疣，就是说身体的手指、脚，莫名其妙长一个个疙瘩，用刀片给它割了，割浅它会继续长，割深又会流血，割了不深不浅好像很干净，十天以后又长出来，像冒竹笋一样，非常烦恼。

鲍姑治赘疣，基本上是十治十愈，十拿九稳，现在依然沿用这个方法。用艾条点燃了选择最先长的最大的疙瘩熏，擒贼先擒王，先就是它的先锋部队，大就是它的主帅，将先锋部队跟主帅擒拿下来，别的就不攻自破，瓦解了。

有个女子满脸都是疙瘩，然后鲍姑就找到她脸上最大的疙瘩，一熏，三次就脱落掉，其它的不攻自破。

长这些硬疙瘩之类的皮肤疙瘩、赘肉，用红脚艾来艾灸。

鲍姑祠记：鲍姑用越秀区产的天然红脚艾，来灸人体的赘疣，一灸永不生长，如果用陈年的艾，效果更好。

有人说，用艾操作有点麻烦，而且红脚艾不容易找到。其实那用普通的艾也有效果，可普通艾现在也想省了。好，你可以多拿几支烟点着熏了也有效果，你说你不喜欢烟的味道，好，那你用祭祀的香点了熏也有效果，你说香也不喜欢，还要去买，好，那你拿火钳来，熏下去，烫下也有效果，只是次数要多做几次。以上几种方法老师一一都试过了。

有个小孩子的手上长小疙瘩，三根手指上都长，一个个的，家里人说要做手术割掉，我说不用，让他用火钳烧红烫烫疣瘤，再把火钳拿走，烫烫再拿走，来回烫，三天全部脱落，再也没生长。

火钳都可以治疗，很灵活的，你不要说你没有艾条，艾它取的是阳火，如果在阳火的加持下，艾的力量更雄，如果没有艾，那阳火足它也可以有效，为什么呢？

理论就是，赘疣是阴成形的产物，阴成形怕什么，怕阳化气，所以寺庙里拜的香火也管用了。

老师上周还碰到一例鱼鳞痣的病人，指甲片大小，治了十年没治好，然后我就送他几根大艾条，熏了七八次，由硬变软，变软后自动脱落，现在没有了。

这些其实就是身体有湿，像湿木就长木耳一样，你只要一烤，木耳就脱落干掉了，所以只要取到寒湿生朽木这个象，如果不去遏止，它越来越朽，最后腿脚功能都废了，所以艾灸是非常好的。

如果实在不想操作，老师教你一招，一样可以治疗赘疣。用最高浓度的白酒，配合补骨脂这一味药，把瓶子里塞满就好，泡二十天就可以用，三十天效果更强，身体上的这些皮肤小疙瘩，用面巾纸放在疙瘩上，然后倒药酒，干了再倒，不用多少天，就脱落得干干净净，一般是七天，轻的就三天，重的七到十天。

胶艾四物汤治疗不孕。

一妇女长期小腹冷，月经量少，而且清稀，少而清一定是寒，结婚五年都没怀上孩子，怎么办？用胶艾四物汤，阿胶、艾叶加四物汤，服药两剂后，小腹冷痛消失，随后月经量又增加，不久以后就怀上孩子了，顺产。

所以胶艾四物汤是可以调经助孕，艾叶暖阳，阿胶补血，阴阳并补的。

《针灸集成》记载，广西有一个人，小时候好多病，经常打喷嚏，头晕脑胀，也不能学习动脑，一动脑就心慌掉气。后来碰到一位游方的郎中，教他灸肚脐，自此以后身强体壮。

《得配本草》记载艾叶的配伍。

干姜配艾叶，可以治疗胃冷。

乌梅配艾叶，可以治盗汗。

生姜配艾叶，可以治男女下血，尿血、便血。

艾叶配香附，可以治疗心腹痛。

艾叶配阿胶，可以安胎。

艾叶配菖蒲，可以治疗一切冷气、鬼气。

艾叶烧灰吹鼻子，可以治疗鼻血不止。

新鲜的艾叶，新鲜的生地，新鲜的侧柏叶，新鲜的荷叶，配在一起叫四生丸，无论咳血、衄血，只要血热妄行，脉象洪大的，一吃就好。

艾叶配当归，可以调妇女一切月经不调。

艾叶煎汤外洗，配地肤子、白鲜皮、蛇床子、百部、苦参这几味药，就是一切皮肤湿疹瘙痒的克星。

第87讲

香 附

🦋 香附顺气而亦调经。

香附是顺气调经的，顺气可以解郁；调经可以止痛，这个经包括月经、经络。

一个香附有七到九种制法。有七制香附和九制香附。

一个叫仁叔的草医，他善用香附，治疗急性乳腺增生，乳房热痛。

一有病人找到仁叔，仁叔就把香附捶烂，加醋一起敷上去，两三次就退掉了，顺气。

脚跟骨痛，痛得不得了，香附、生姜跟醋，捣得碎烂，加热敷在脚下，第二天痛点就找不到了，就是这么快。

香附可以治疗胆道小结石，一病人胆道有小结石，像绿豆一半大小的，有好几个，仁叔看到报告后，他说可以试试，他就拔金钱草跟香附一起用。

香附可以横走胆道，金钱草可以竖排这些小结石。

一次都是 2 两 3 两，甚至半斤，来煮水。吃了半个月，病人去检查，那些小结石全部没了。

香附顺气而亦调经，普通的这些肿痛郁结，它可以调散；顽固的癥瘕积聚，它可以冲开。

123

《本草纲目》记载，香附为气病总司，女科主帅。

香附、当归这组药对，在妇科疾病中常用。

乳腺增生，用四逆散加香附、当归。

妇人梅核气，用半夏厚朴汤加香附、当归。

颈椎病，用葛根汤加香附、当归。

膝盖痛，用养筋汤加香附、当归。

因为现代妇女第一个多郁，郁就用香附；第二个多虚，虚就用当归。当归就补虚，香附可以解郁。

柴胡疏肝散跟越鞠丸，都以香附为君药，四物汤跟逍遥散都有当归。

《名医别录》上讲，香附主除胸中之热，气郁则闷，闷则热，所以觉得闷热的，可以服香附。

香附充皮毛长须眉，它可以营养皮毛，长须眉，营养眉发。

有些人容易落眉、眉疏，你看大病重病以后掉眉毛、掉头发，可以用点香附，让气血过去充养它，长须眉。

《本草衍义补遗》记载，香附大能下气，除胸膈中热。

顺气下气，胸膈中大都是情志之热，肚腹中热大都是饮食之热。

香附配山楂或者莱菔子，可以治疗吃夜宵吃饱以后，情志又波动发热的，这既有食积，又有情绪了，情绪热，动情绪就烦热，用香附，为什么呢？大能下气，除胸膈中热。

胸膈就是动情绪的地方，怒火冲胸。

《本草纲目》记载，香附利三焦，解六郁。

上、中、下三焦，它可以贯通。解六郁，六经抑郁，它都可以用。

消饮食积聚，痰饮痞满，这些痰浊饮食的痞块，它可以消。

香附芳香可以化浊辟浊，脚气、心腹痛可以用它。

齿耳诸痛，我们有香附、川芎、柴胡，通气散可以治疗耳朵痛，耳朵听不见，生气以后耳闭。

有一个一味香附饮，治什么？治痈疮。可它不是痈疮药，也不是清热解毒败毒的药，为什么能治痈疮肿疡呢？

原来一切痈疮肿疡皆是气凝血聚之物，气凝在那里，血聚在那里，香附能让这些气血散开来，散其气凝血聚，痈疮消弭而去。

香附还可以治疗尿血、下血、吐血，它可以顺气止血。

总而言之，妇人崩漏带下，月经不调，胎前产后百病，都少不了香附来调气。

《本经逢原》记载，香附之气，平而不寒，香而能窜，乃足厥阴肝、手少阳三焦气分主药。入冲脉，开郁气，消痰食，散风寒，行血气，止诸痛。

你看越鞠丸，用香附专门解散气郁。

百病多郁，郁多百病，你们记住这句话，只要抓住"治郁"，就抓住了治百病的病眼。

尤其是现今时代，压力大，生活节奏快，人们更需要这些逍遥条达之药，香附就是。

《本经逢原》还讲到，多怒多忧之要药。多怒多忧者，以香附为要药。

多怒，因为有郁闷才怒；多忧呢，忧愁则气结而不行。香附在古籍上有快气的这种说法。

什么叫快气？让气流爽快，痛快，畅快，快乐。像山溪水一样，被挡住的时候，就堵在那里，它就会胀，一疏通以后，压力减小了，就通了。

所以一旦觉得头皮发麻，心胸发胀，咽喉发热，肚腹发紧，总之觉得哪个部位有压力，把香附用引药引到那里去，就有意想不到的效果。

比如说颈椎僵硬，葛根、香附各30克，浓煎代茶饮。落枕的话，很快就能松解。

眼睛呢，眼睛有压力，跳来跳去，太好治了，找个眼睛的引药木贼草，再加香附，左眼右眼都不跳了。咽喉紧紧的，射干加点香附，松解了。肩背紧紧的，桂枝汤加香附，松解了。

还有胸口如有石头物梗，那香附就加枳壳破胸锤，快气。老容易咳嗽紧张，香附加桔梗，可以开肺盖。胃容易痛，香附加元胡，抚顺它，局部就不痛了。阑尾炎，香附加红藤、败酱草，行气加清理湿热。腰痛，痛得手要按住腰，香附可以加杜仲。膝盖痛，香附加牛膝。抽筋，香附加小伸筋草，放松了。

所以香附适合哪两种人？第一种优柔寡断；第二种急躁易怒。

《本草蒙筌》记载，香附乃气其中血药，它行气也能活血。

快气开郁，逐瘀调经，外除皮肤瘙痒之疾，内止心胸闷堵之症。

李东垣讲，治一切气，霍乱吐泻腹痛，膀胱冷，消食下气，可用香附配苏叶。

有一个名方，就是香附配苏叶，叫什么方？香苏饮。"香苏饮内草陈皮"，甘草跟陈皮，这四味药治一切气引起的肚子胀，心胸闷，胃痛，咽喉不利，头晕。总之一切饮食积滞，霍乱吐泻，腹痛感冒，它都可以用。

香附外用可以解皮肤为邪气所困扰，内可以去浊气。

《濒湖集简方》讲，妇人痛经，少腹不可忍，用香附2两，艾叶半两，醋煎，然后去掉艾叶，把剩下的香附炒干打成粉末，制成丸子，号称腹痛丸。

为什么香附要配艾叶？因为香附不是很温暖，艾叶就很温暖，凡血气遇温则行，得寒则凝，所以香附得到艾叶，它解郁开郁就会更快。

为什么要用醋？酸涩收敛涤污脓，酸涩的可以融解污脓，肚腹里这些瘀浊，可以在煎汤里头加些醋。

《本事方》记载，崩漏下血不止，用香附去掉皮毛，炒，打成粉末，每次用米汤水服用2钱，可治崩漏。

《中藏经》有一个方叫铁罩散，是可以安胎的，就是香附粉配合紫苏汤，香苏可安胎。

不要多，一次服用半钱至1钱，就一点点，胎元就安稳了。胎在肚子里，压力很大的，多用反而动胎。

《本草备要》记载，香附一味打粉服用，叫独圣丸。

痈疽因郁怒而得，越郁怒，痈疮就越大，用香附代茶，就可以消掉。

大凡痈疮喜欢香类药，香类药能行气通血。

乳痈，痛了半年，用姜制香附，每次 2 钱，服用一个月左右，这个痈疮就消掉了。

包块肿瘤，因生气而变大加剧的，就要用香附。

《续名医类案》记载，朱丹溪有一个朋友，喜欢吃肥甘厚腻，背上长包块，怎么办？用其他的药治不好，结果用香附粉，就一味药，把这个背上的疮消掉了。

重用香附能治什么？治严重的痛经，香附轻用走胸肋，重用走腰腹。

吴某，24 岁，痛经不可忍，学习跟工作俱废，困扰多年。用桃红四物汤这些养血调经的药方，效不明显，后来增加香附至 50 克，一剂月经顺畅，疼痛遂止，三剂痊愈。

再看香附益母汤，香附 15 克，益母草 30 克，专治经期杂症。

月经期间出现头痛、胸肋胀、肚腹满、二便不畅、腰酸腿疼，都是血气不调，就用香附益母汤，香附调气，益母草调血，两个气血并调，经水同治。

因为益母草除了活血外，还能利水，气、血、水乃妇人常见的生理病理变化基础。所以香附益母汤，它是调气、血、水的。

经调百病消，经调能孕育，经调可怀子，所以常用逍遥散配合香附益母汤，可以疏肝理气，又调经活血，单逍遥散以疏肝理气为主，加了香附益母汤，就可以调经活血。

《得配本草》记载香附的配伍。

香附配川芎，气血并调，治一切气滞血凝之痛。

香附配苍术，开郁纳食，所以不开心噘嘴，食不下，用香附配苍术，苍术又可以宽肠，治疗肠中窄狭。

香附配夏枯草，治疗目睛痛，即眼睛痛，夏枯草能够散结，香附可以行气。

肝气不畅，我们就用香附；肝气郁结，我们就用橘叶；肝气郁结化火，我们就要用夏枯草、猫爪草；那肝气郁结化火又伤阴了，舌红少苔，咽干口燥，就要用玄参了，玄参治节热毒痈，清利咽膈。

香附配黄连，可以治疗郁闷得睡不着觉。

郁闷者用香附，睡不着觉，翻来覆去，用黄连清心火。

香附配海藻，可以治疗疝气。

香附配玄参，可以治疗瘰疬。

香附配人参、黄芪，可以治疗心虚胆怯，病人一看到这个病好重啊，首先脚就软了，党参、黄芪，壮病人的中气，腰脚之力，然后香附解郁，快气，让气走得畅快一点，这心虚胆怯的配伍，使补而不滞而气自生。

香附配茯神，治疗心肾不交，茯神可以让心肾相交，香附可以让肝脾快气。

香附配川芎，可以治疗血瘀头痛。

香附配当归，补阴血而不滞塞。

四物汤吃了容易滞塞上火，加了香附就不会。

香附配艾叶，直接暖子宫，去心腹诸痛，痛经重用香附、艾叶。

香附配紫苏，散外邪，治疗鼻塞。还有外感风寒，鼻塞头晕，内有气滞，胃口不开。

香附配木香，可以治疗肝脾不调。木香调脾，香附调肝。

思伤脾，可以用香附、苍术。

怒伤肝，可以用柴胡、香附。

思伤脾，也可以用木香、苍术。

所以木香、苍术配柴胡、香附，可治疗怒伤肝跟思伤脾。

香附配厚朴、半夏，可以治疗壅胀，半夏散结，厚朴下气，香附可以快气。喉壅，胃壅，这壅胀，就是说这些门户痞塞，半夏能降上半身的痞气，厚朴可以降下半身痞气，香附可以降侧面的痞气，让侧面快气。所以体内有些壅滞，有慢性阑尾炎、水肿等，用这个。

香附加沉香，可以升降诸气。

香附配檀香，能理气醒脾。

香附配荔枝核，可以治疗一切血气刺痛。

香附配细茶，可以治疗头痛。

香附生用，能够走胸膈快气，外达皮肤。熟用，可以下走肝肾，治疗腰腿疼痛。

香附解郁一般生用；止血要炒黑来用；解下半身腰脚的郁结，要清盐水炒；要化解气滞血瘀，可以用酒炒；要消肝部的积滞，可以用醋炒香附；要化痰核，可以用姜汁炒香附，病痰饮者，当以温药和之。要散痞结，可以用童便炒香附。润燥，可以用盐水炒香附。

总之香附功能多样，炮制制法丰富，一切将生未生之痈疮肿毒，可以煎香附代茶饮。

杏 仁

🦋 **杏仁止风寒之嗽。**

风寒咳嗽，用杏仁，多指苦杏仁。

苦杏仁入药，苦降肺气。甜杏仁，一般是食物，很少入药。

杏仁入肺、大肠经，上可以止咳平喘，下可以润肠通便。

有些哮喘病人，天冷哮喘加重，大便又不通，肺跟大肠相表里这条"桥梁"堵住了，用桂枝汤加厚朴、杏仁。吃下去天冷不咳了，大便也畅通了。

桂枝汤强大心脏阳气，厚朴、杏仁把水湿之气降下去，降浊气。

这方子治心包积液效果也好，但同时你要记住，碰到心包积液病人，要教他拍打心包经跟按摩心经，这些积液滞在经络外围，或者刮痧，往外面刮，使气往外面走。

脏腑在体内深层次，四肢经络在外面，经络是"水道"，脏腑就是"水库"。

库里的水你要引出来，就要疏通沟渠，所以我们疏通经络，就可以缓解心包积液、盆腔积液。

脏病腑治，腑病脏治，脏腑病就治经治络。

三拗汤中的麻黄、杏仁、甘草三味药，就是古人所谓的肺三药；枳壳、桔梗、木香是胸三药。

杏仁是仁类药，凡仁皆润，所以和桃仁一样可以润肠通便。

《神农本草经》记载，杏仁主咳逆上气。

咳逆的时候，肺会拘挛，杏仁是仁类药，它除了宣肺止咳降气外，它还可以润肺。

夜咳，晚上十二点咳，用杏仁配当归。喉闭，用半夏厚朴汤加杏仁。闷气，用逍遥散加杏仁，因为杏仁能下气。

《名医别录》记载，杏仁主惊痫，就是惊吓所致的癫痫，可以用。

癫痫是痰气冲到大脑，杏仁能降至高之气到大肠，它能降天气入地。

杏仁还可以消心下急。

杏仁可以治时行头痛，就是天气变化以后头痛，杏仁调肺，肺主治节主天气。

所以老师看到这点，就想到，天气变化了，头痛，关节痛，加点杏仁，它有助于人跟天地之气相生，天人和谐。

你看我们开感冒药，加点杏仁、枳壳或者桔梗，通宣理肺。

《景岳全书》记载，杏仁退寒热咳嗽，无论是寒咳还是热咳，它都可以退，说明杏仁比较平和。

《药类法象》记载，杏仁除肺燥，肺中干燥，用百合、知母加杏仁。

《药性赋》记载，杏仁其用有二，利胸中气逆喘促，润大肠闭阻便难。

杏仁通过降肺至高之气，加强排便的气力，同时杏仁可以通宣理肺，大有提壶揭盖之意。

所以我们治疗水肿，用杏苏五皮饮，非常好用。杏仁、苏叶，它们又不是利水药，用它们干什么？原来它们可以提开壶盖，让水走三焦，从尿道排出。

李东垣讲到杏仁治喘，治气；桃仁治狂，治血。

杏仁、厚朴降气，桃仁、大黄破血逐瘀。

一个人气上头了，最多只能发怒，瘀血在头的就要发狂，发怒跟发狂有程度之别。

一个人处于微狂躁，不讲理了，在郁闷跟烦躁、狂躁之间，就杏仁、桃仁同用。

《本草纲目》记载，杏仁能解肌散风，降气润燥。

咳逆，还有邪风，即吹风咳嗽，可以用它。

你看有些病人吹一下风就咳嗽，咽喉就痒。好，用杏仁、荆芥。吃了咽喉不痒了，风吹也不咳嗽了。

《本草蒙筌》记载，杏仁专入手太阴肺经，乃是利下之剂，除胸中气逆喘促。

杏仁可以下气，所以肺实胀，如肺积水、胸腔积液，你一定要想到杏仁，肺里有占位性病变也少不了用杏仁解散肺郁。

《食医心镜》记载，杏仁1两，去皮尖，熬粥，可以治疗浮肿咳喘，这是食疗方。

《药鉴》记载，杏仁加马兜铃、蝉蜕，做成药丸，可以治疗哮喘。

小儿瘾疹，1周岁的小儿发热后周身出瘾疹，常规消风药不效，还不断脱皮屑，想起《医宗金鉴》有一个苦杏仁猪油治痒法。用苦杏仁60克，捣碎，加猪油15克，调匀过后外擦，一次痒就减轻，两次就止，第三次就不脱屑，好了。

后来发现，不用猪油也有效果，用普通的植物油也可以，所以皮肤干燥脱屑可以用这一招。

古籍记载，杏仁可杀虫，治疗诸疮疥，各种疥疮虫痒。

还有一个叫杏地蛋清膏，生地30克，加杏仁15克，捣烂，跟新鲜的鸡蛋清调匀，敷眼睛，可以消肿止痛。急性结膜炎，或者眼睛做手术以后感染肿痛，用这个敷下去，可以轻松痊愈。

《得配本草》记载杏仁的配伍。

杏仁配陈皮，可以治疗便秘。

杏仁配麦冬、天冬，可以治疗干燥咳嗽。

杏仁配白及、柿饼，可以治疗咳血。

杏仁配紫菀，可以利小便，一般紫菀重用，它可以通利大小便，跟杏仁同用有提壶揭盖之功，壶盖开，水浊都下来。

杏仁配桑叶、菊花，可以治疗风热咳嗽。

一咳嗽，喉中好痒好痛，舌尖红红的，杏仁加桑叶、菊花，立竿见影。

杏仁加贝母、沙参，可以治疗咳嗽又没有口水。

咳吐脓痰，杏仁加千金苇茎汤；大叶性肺炎，肺里壅热，麻杏石甘汤；肠燥便秘，杏仁加当归、火麻仁。

第89讲

五味子

🦋 五味敛肺气之升。

五味子是一味敛收的药，它可以安神定志，让人亢盛的气变得平定。

天王补心丹中有五味子，五味子可以敛心安神，让五脏六腑敛一敛。

五味子五味俱全，独以酸味为主，麦味地黄丸是个名方。

一名妇科医生问我："为什么在临床上经常看到月经量少、色浅的病人，且治疗的效果不理想？"

我说："要上病下治，下面少是因为上面耗，耗得很凶，女人以血为用，以肝为先天，肝血下注于子宫，叫下络阴器，上行于眼目，叫开窍于目。肝血有两条途径，过度用眼以后，你用了肝的血，肝血用多以后，子盗母气，那么它分给子宫的血就少了。"

这时怎么办呢？用麦味地黄丸加四物汤，治疗当今时代人们的肺脉上亢。

人着急焦虑又熬夜，熬夜先熬空肝血再熬空肾精，熬空肝血用四物汤；熬空肾精用六味地黄丸；如果这个肺脉又上亢，要用什么？麦冬、五味子。

五味子能敛肺，麦冬能滋润肺阴。

所以用麦味地黄丸治疗月经量少，效果很好。

麦味地黄丸针对熬夜的、疲劳的、用心脑多的、又爱发脾气的人。诸气膹郁，皆属于肺，熬久以后肺熬干了，还长肿瘤包块，肝熬干了，还长脂肪瘤、肝硬化跟囊肿的，都可以用。

四物汤补血，六味地黄丸补水，血水互生，再加麦味，天降云霓，麦冬入肺之天空。

一位病人读我们的书，读到疲劳、咳嗽、没劲熬夜，咳逆上气，咽喉不利，止逆下气，麦门冬汤主之。

麦门冬60克，一剂药下去，感受到手脚恢复力量，本来握拳都握不紧，吃药后一握就紧了。连续服了多剂以后，力量全都回来了。

这是因为降金生水，水就是后劲，肾就是作强之官，伎巧生焉。

老师在大桥头碰到一个妇女，月经量少得几乎快没有了，像河流，要见河床底了，干涸了，子宫还长小肌瘤，你看河流干涸了，那淤沙就冲不走，她问我："怎么治肌瘤？"

我说："我要治你的月经。"

调经则肌瘤自愈，顺气则包块可化。因为包块是气聚成形，形散成气。它一疏散，就变成气了。

麦味地黄丸加四物汤加四逆散。吃了半个月的药，月经顺畅，经量多了一倍。第三个月去检查，肌瘤全部没有了。

我从来没有想过要治她的肌瘤，我只想恢复她的月经。

所以妇女百病调经为首，女子千疾理气当先。用四逆散理她的气，用四物汤调她的经，再配合麦味地黄丸去滋润她的水，就好了。

五味子能敛天气入地，敛至高之肺气，肺脉亢盛，入至低的肾中去。

五味子一般分南北两种，北五味子补肾降气好，南五味子的根更好，根用于干什么？用于治胃痛，超级有疗效。

两年前，有一病人胃痉挛，痛得不得了，我让他买两块钱南五味子的根，泡凉茶，吃一次就好了。

南五味子的根还有强大的祛风湿止痛作用。

记住，南五味子的根名字叫鸡公寄罗，别的你不好买到。

把南五味子跟山苍子的根配在一起，周身上下的痛几乎都可以治，因为山苍子的根偏于止经络肢节痛，南五味子的根偏于止脏腑里面痛，两个一配合，从脏腑到经络，从经络到脏腑的痛，无不止。

五味子有敛肺的功效，治久咳，肺气虚。

我治疗一例久咳一年多的病人，我就给他用四君子汤加生脉饮，吃了半个月好了。

为什么呢？土生金，而且久咳大都属于脾虚，四君子汤治其本，而且肺已经散了，咳久了它会散，像这车哐当哐当，你不去修，不把它拧固，最后会散架的。

五味子泡酒，让五脏六腑固密。酒劲是向上向外冲的，五味子是向内向里敛的。这组对药吃了，不会升高血压，反而可以降血压；吃了也不会有寒湿，反而可以祛寒湿；吃了不会耗得好厉害，反而会补，而且让五脏根深蒂固，六腑精充神满。

肺主皮毛，五味子敛肺，它是正气药，扶正的药，但它可不仅仅只治虚汗。

五味子还能固精。

上次来了一个小家伙，他说他得了遗精病，每两天就要遗一次，无论怎么去注意都要遗。

我让他去买五味子，嘱咐千万不要买成枸杞子，五味子是清心寡欲药，枸杞子却是兴阳动欲药。

五味子还要配茯苓、泽泻。补下来，再把浊水利出去，让新水再进来，就是六味地黄丸的思路，但我没叫他买六味地黄丸，是因为怕他补足以后，身体没福气，兜不住。所以让他用五味子配茯苓、泽泻，效果好得很。他说一周都没有遗精了，本来遗精过后腰板是硬的，现在睡醒起来这腰板松松软软的，可以弯下去，之前睡醒起来脚像拖泥走路，现在脚很轻的。

所以五味子有固精功效，亲自试效出来的。

还有男子精冷不育，女子宫寒不孕，就要用五味子配枸杞子，如五子衍宗丸。

五味子可以繁衍生息，有些病人精子数量减少，质量又不高，枸杞子提高质量，五味子提高数量，二药合用提高精子质跟量。

五味子还能涩肠。

涩肠止泻四神丸，治五更泻，方中有吴茱萸、五味子、肉豆蔻、补骨脂，一派暖脾肾的药。

就是早上一起来，还没喝水就跑厕所，大便全部不成形，清稀的。四神丸加理中汤，第二天就好转，多服几剂根治，这是专方专病。

五味子可以敛汗，夏天耗散太多容易虚，夏季无病常带三分虚，那怎么办？五味子加党参煮水。本来干活动一下锄头就喘的，这个喝下去，不喘了，可以敛汗。

更年期女性，腠理不固，皮肤松弛了。不要紧，百合、五味子、麦冬，把气阴一养，一固密，又紧了。

中医讲，肾主皮能够收紧有力，肾藏精，主固密，阳可以固密，一旦用五味子加四物汤，血气一足，再一固密，一看起来，很矫健的样子，所以这个是养颜的。

五味子可以让松弛的肌肉变得固密，所以它可以敛汗。

如果玉屏风散加五味子，敛汗的作用会更强大。可以治疗一动就出汗，也就是自汗。

《神农本草经》记载，五味子主咳逆上气。有一个叫都气丸的药，是由六味地黄丸加五味子组成，可治咳逆上气。

六味地黄丸加五味子，一吃喘就减轻，有病人吃了三个月，彻底不喘了，原本走平地都喘，现在却可以爬山。

　　记住五味子治喘，一般是虚喘，你不要一刚开始咳嗽就用它了，不要敛邪哦，久喘久咳肺虚散，可用五味子。

　　还有五味子补不足，强阴，益男子精，效果比较好，五味子吃了益精，而不会动淫念。

　　《名医别录》记载，五味子养五脏，五脏都喜欢它，酸能静，五味子味酸能让人静定，静者元气自生，燥者阴精自耗。

　　《黄帝内经》讲，静则神藏，燥则消亡。一躁就在亡失精神，一静就在补养元气。这一句话你听到了，养生就好了。

　　《本草分经》记载，五味子能除渴。消渴咽干口燥，可用玄麦甘桔汤加五味子，基本上两三剂就见效。

　　也可以用麦门冬汤加五味子，吃一剂，咽喉就有一分口水。

　　《本草蒙筌》记载，五味子可以解酒毒，壮筋骨。平常饮酒多的、饮酒后有肝硬化的人，可以用。因为酒毒往外散，五味子是往内收的，专门封沉渣泛起，喝酒以后面色乌黑，把这些黑气重新封到肾跟膀胱水府，然后排走。

　　浊阴上泛生万病，浊阴下降神安清。

　　冬夜咳嗽肺寒，干姜、五味子特效。夏夜疲倦困乏多汗，人参、黄芪、麦冬、黄柏、五味子，都可以。

　　古人讲，五味子可以敛木气归根，以助休息，生生不息。所以五味子是可以助休息的。

　　老师用五味子增肥。有一个电焊工很消瘦，因为电焊伤肝很厉害，生光电热能伤肝的，燥，晚上睡不着觉，你看人睡得好，三天就肥满了，睡不好三天就瘦下去，你试着连熬夜三天，脸型就消瘦下去，瘪了。

　　我说："晚上咳吗？"

　　他说："咳。"

　　好，人参五味子糖浆，让他按说明书的双倍剂量吃，按原剂量就止咳，双倍吃就增肥。

我为什么敢叫他吃，因为他是瘦人，他在焦虑，所以吃点糖没关系，而且里面是蜂蜜，本身能满壮，五味子能收敛，吃了就会睡了，就能长壮。

我并没有用其他的药去壮他的肌肉，而只是安他的神志，心宽体胖，神安体强。

《经验良方》记载，凡白浊肾虚，会漏精，两肾间都痛，五味子1两，炒红来打成粉末，用醋调成丸，就可以治。

《本草新编》记载，疮疡溃烂，皮肉欲脱，五味子炒焦打粉，敷上去可以保全。你们如果以后看到糖尿病烂脚烂疮的病人，就用这个方子，五味子收疮口，还可以加一点新鲜的薄荷进去，能将那邪气给发掉。

老年慢性支气管炎，辨证方中常用五味子。

有一位咳喘的老年人，三十多年没治好，用五味子糖浆，服一瓶后，咳嗽大减，连服五大瓶，三十年痼疾，竟得根治。

一病人清晨一起来就拉肚子，一直拉，就是命门大衰，每次他都害怕睡醒，睡醒就得拉肚子，后来教他艾灸命门，不睡凉席，加上盖肚子，早上服用四神丸，五味子用到60克，好了。后来就有这样一种说法，用五味子60克加吴茱萸15克，两味药炒香打粉，每次服3～6克，小孩子每次3～5克，中老年人每次6克，每日服用三次，用米汤水送服，就可以治好五更泻。

还有老是一动就大汗淋漓的，用玉屏风散加五味子15克，好了。

又有顽固性失眠健忘，失眠在心，健忘在肾，用五味子，心肾相交泰。

有些人经常失眠，记忆力也会减退，心肾不交，怎么办？酸枣仁汤或二陈汤加五味子50克，好了。

李培生教授重用50克五味子，配合茯神50克，半夏15克，这是二陈汤的两味药，跟合欢花15克，叫五味安眠汤，效果好得不得了。就是既失眠又健忘，效果非常好。

四川有一位已故的名老中医，刘祯吉前辈，他单方治大病很出名，用大量的五味子100克，治疗疲劳综合征。有些人走路心慌掉气，疲劳，不管在哪儿就想倒下去睡，用仙鹤草、大枣、五味子各50～100克都好，一吃下去，就像大力水手的菠菜，肌肉饱满如大枣，正气充足似仙鹤草，然后精充神固稳如泰山似五味子。

疲劳综合征，记住它不叫病，它叫疲劳。像肝硬化，又叫肝疲劳，它的前期一定是疲劳；椎间盘突出，叫腰疲劳，如果不疲劳你怎么会侧歪，不侧歪它怎么会突出，疲劳才是根，所以要重用五味子。如果治很多病实在没办法的时候，你就重用五味子治疲劳，没办法的时候病人肯定劳损，五劳七伤，劳损用什么？五味子。

五味子怎么用呢？名老中医蒲辅周讲，五味子凡用必须捣破，五味乃全，此乃经验之谈，捣碎，五味才全。

看《得配本草》讲五味子配伍。

五味子配半夏治痰。

五味子配麦冬治渴。

五味子配阿胶定喘。

五味子配干姜，可以治疗受冷咳嗽。

五味子配黄芪、人参或者仙鹤草、大枣，可以治疗夏季无病常带三分虚，所以这叫夏季汤。

五味子配蔓荆子，可以治疗眼睛风痒烂疮。

五味子配五倍子，两个五结合在一起，治黄昏咳嗽效果最好，平时还好，一到傍晚就咳，黄昏咳，五味子加五倍子，再加四君子汤，无往不利。

五味子加吴茱萸，治疗五更肾泻。

五味子配醋糊成丸，治疗胸肋疼痛不得了。

五味子配紫菀，叫补肺汤，可以治疗肺虚久咳。

五味子加六味地黄丸，叫都气丸，可以治疗肺肾两虚，气不聚丹田。

五味子配理中丸，可以治疗腹泻，肚子凉。

五味子配麦冬加地黄丸，可以治疗更年期阴虚盗汗。

五味子配天王补心丸，治疗心慌心悸。

五味子，酸收，既可以涤污脓，又可以补正气，扶正祛邪双用。

第 90 讲

防　风

🕊 **防风乃诸风之必用。**

防风号称风药润剂，无论头风、肩风、背风、手风、指风、腹中风、腰背风、腿脚风，统统都可以用，所谓诸风必用。

风气通于肝，肝气郁结就要用这些风药，郁闷了，吹吹风，防风就是让人体的经络、气血、五脏兜风。

有一满面痤疮的病人，面又黑。面黑者，属阳明，满面痤疮就是肝气郁结在脸，肝气通于大肠，肝与大肠相别通，可用防风通圣丸，防风疏散风邪，吃了两盒不到，面上痤疮全部去掉。

大便通畅了，阳明经的毒往下走，所以防风就可以洗头面之油风。

脸部瘙痒，防风可以疏散，因为风盛则痒。

痤疮又痒又郁结，防风疏散郁结，再加通圣丸，即防风通圣丸，就排掉了。

如果长在脖子的叫什么？叫结节，如甲状腺结节，那怎么办？咽喉又痒又胀，但凡咽喉咳痒，可以用防风，就用半夏厚朴汤、逍遥散。

鸭母湖村下面的一个病人，脖子小结节，用半夏厚朴汤、逍遥散、荆芥、防风，既不痒，结节无形中也散掉了，半夏用到 30 克。

那长在乳房的呢？叫增生，乳腺增生，为什么增生？气郁。

你看这木耳，湿了会增生，郁了也会增生，湿气一郁蒸，它就可以生木耳、香菇之类的，所以逍遥散，有茯苓、白术干什么的？除湿的。

柴胡、薄荷干什么的？疏肝通风的，风气一通，湿气一除，就不增生了，所以柴胡、薄荷可以用，再加防风，效果更好，乃风药润剂嘛，通风更快。

逍遥散加防风，是乳腺增生上等的良药，非常平和。

长在肝的叫什么？叫囊肿，肝囊肿，一个水泡，那我们就用气化肝脏囊肿的五苓散，气化遍身之水，可配合大黄䗪虫丸，还可以加防风，风气通于肝嘛，就可以加速它的化解。

那结在子宫的叫什么？肌瘤，所以肝气郁结在子宫叫肌瘤，用桂枝茯苓丸，为什么要加三棱、莪术？起到破的作用，为什么要加防风、荆芥？肝气郁结的产物叫肌瘤，肝气上通于头顶，下络于阴器，所以使气机上通下达，南来北往，加一些风药，使桂枝茯苓丸的作用更强大。防风在这里起到解郁作用，通风解郁，解郁通风。

如果郁在关节的叫什么？叫痹症。蠲痹汤、羌活胜湿汤这些除湿除痹痛的药方，通通有防风，痹阻在关节，郁在那里，防风就通过去了。

那么郁结在皮肤的叫什么？叫感冒，感冒可以当作郁证看，郁在皮肤，所以出出汗就好了。荆防败毒散、人参败毒散，荆芥、防风散气，通宣理肺。

老师刚才讲的，无郁不生疾，一个防风可以解郁可以解诸疾，所以防风有风药润剂之称，又叫匀气血。

匀气血太重要了，让人气血均匀，对流。一味防风就是什么，就是小胸三药，胸三药让胸中气血流转，防风让通身气血流转。

防风古代称其为屏风，所以玉屏风散用它，黄芪配防风固密腠理之功更神，它御风如屏障，可以防住风邪入侵。

《神农本草经》记载，防风主治大风，头眩痛。

据说风吹诸草皆倒，唯吹防风不动，跟天麻一样，它可以防止虚风内动。

风行周身，骨节痹痛，可以用防风。

有一种痹痛，游来游去的，时而脚时而肩，时而背时而腰，这种叫风痹，就是游走性的痹痛，一定要用防风。

如果是那种沉着性的，某个部位老觉得重坠的，那就要重用白术、茯苓；如果局部固定扎痛、刺痛的，那就要用元胡、羌活。

《日华子本草》记载，防风治三十六种风，男子一切劳损，风气能够生万物，亦能害万物，像台风来会破坏，可是防风是微风，春风拂柳，它有一股生生之机，再虚弱的人，都可以用黄芪配防风，补而不滞，它可以治疗劳损。

痛泻要方，治疗一情绪激动就拉肚子，方中防风要配白术，起到稳定风气的效果。

有一种病叫风热赤眼，用防风加菊花就可以治好，老是要揉眼睛，痒，有风，用防风，赤赤的，赤乃有热，用菊花，所以防风加菊花，就解决了。

防风能安神定志匀气脉，这是《日华子本草》里对防风功效的高度赞叹。

所以你们要注意，有些病人来看病，惊慌失措的，就是一派风象。

小儿惊风抽搐，脸上看上去铁青，用防风，可防止这些风动之象。

风声鹤唳，草木皆兵的人，要记得用防风，用玉屏风散。

防风味甘甜，质地是黄的，茎、叶、花、果实有五种色彩，你们去看，防风具有五色。具有五味的就有五味子，具有五色的就有防风。

一般风药你放在嘴里嚼渣，如羌活、独活，很难嚼出这汁水来，防风在嘴里嚼呢，是润的，所以叫风药润剂。

《药类法象》记载，疗风通用，泻肺实如神。

治疗风邪通用的防风，你看银翘散，可以用防风配荆芥；九味羌活汤，用防风配羌活。这些都可以治疗风热跟风湿，起到发汗的作用。

用防风配荆芥、连翘，可以治风热；防风配羌活、独活，可以治风寒。它可以寒热通用的。

泻肺实如神，肺气肿、肺积液、肺里长包块，怎么办？这个一定是诸气膹郁，皆属于肺，郁久了，用防风。

散头目中滞气，头跟目那些滞塞之气，如白内障、偏头痛，我们可以用防风，发散头面之风，头目就清爽了。

有些人出去开车兜风致风邪入眼，老是眼睛瘙痒，防风加蒲公英或木贼草一下就好了。

防风，除上焦风邪之仙药也。上焦，即胸以上的，有些人骑摩托车过后，回到家老是咳咳咳，木贼草加防风一吃就好。

"止嗽散用桔甘前，紫菀荆陈百部研"，再加防风，风邪就防御出去了。

老师治过一个司机，他跑长途的时候，吃到风了，就风灌到嘴巴里去了，老是咳嗽，长期不好，一紧张就咳嗽。

后来我说，四君子汤加玉屏风散，吃了十剂，全好了。

年老体迈，身虚力弱，天气变化了，就吭吭吭地咳嗽，老是停不下来，四君子汤加玉屏风散，效果很好。

《本草蒙筌》记载，防风治一身疼痛。

昨天老师碰到一位病人，吃过我开的药后，荨麻疹好了。

什么药方呢？就是荆芥、防风配合痛痒三药（丹参、菖蒲、威灵仙）。治风先治血，血行风自灭，治风要治心，心定风自平。

丹参既能活血，也能定精神，丹参加防风、荆芥、菖蒲、威灵仙，把它加到辨证方去，十用十效，没有不见效的。用银翘散，加荆芥、防风、丹参、菖蒲、威灵仙，第一剂药吃完就好了大半。只要病人不再碰海鲜，注意忌忌嘴，那慢慢就好了。

《神农本草经百种录》记载，防风治周身之风，乃风药之统领。

《药鉴》上说，防风行周身骨节疼痛之要药。

防风治周身骨节疼痛，因为防风可以一气周流，所以治周身之病，防风的范围太广了。

《长沙药解》记载，防风行经络，所以关节痛用之，逐湿痹，所以腰脚沉重可用之，因为风能胜湿。

防风能通关节,天气变化,关节腔压力大,用防风内外平衡,关节就不痛了。

防风还能止疼痛,风药能够止痛,若五脏元真通畅,人即安和,客气邪风,中人多死,风气虽能生万物,亦能害万物,所以止疼痛就是五脏元真通畅了就不痛了。

防风还能舒筋脉,有一病人筋脉扭曲,后背很痛。我问:"你这个痛是什么痛?"他说:"整个人痛得都扭曲了。"整条腿抽筋,用防风就把它放松了,所以重用防风就可以治疗腿抽筋和背拘急疼痛。

谁说抽筋一定要用芍药、甘草,一定要用淫羊藿、小伸筋草?用防风也可以。你看那风一吹,人是不是变紧张了,越吹人越紧张,肌肉都绷紧了,防风把风防出去,人就放松了。

防风还能伸拘挛,刚才讲到了抽筋,舒筋脉跟伸拘挛是一样的道理。

有些人牙痛,痛得咬牙切齿,拘挛的。用白芷、防风,牙就放松。有些人落枕,脖子转不了,整个肩膀都耸起来了,用防风加葛根,可松解。有些人肚子绞痛得不得了,用芍药加防风,肚子就不痛了。

有些人心闷得不得了,肝气郁结在心上,叫心梗;在脑上叫脑梗;在末梢循环,叫微循环障碍。用人参加防风,补气散邪。

防风还能活肢节,让肢节灵活。这人手老是笨拙,为什么?因为人老老在微循环障碍,老在末梢,人老的时候,都是末梢循环功能不太好,防风就活肢节。

防风还能起瘫痪,这一招少有人知,瘫痪就不能动,防风就是一股温煦和暖之风,它用得好,能让瘫痪之地复苏,叫起瘫痪。

这点你们要注意,老年人瘫痪了,我们要有一股春风,让他开心,所以就用桂枝汤加防风,吃下去笑脸多了,手脚暖了,想动了,手也能举起来了。

防风还能敛汗水,如玉屏风散。

防风还能断漏下。因为防风可以升提,漏下一种是指妇女的崩漏,还有一种是清阳在下则生飧泄,就是大便老是漏下去。

不要紧，用风药加健脾药，等一下就升起来了，苍术、白术加防风、羌活，马上大便干爽，往上走，不会往下漏，它有一股提升力。

《景岳全书》记载，防风能够疗风眼，止冷泪，就是迎风流泪，可以用白术培土，再加防风防其风邪，所以玉屏风散是可以治迎风流泪的。

老师在夏天的时候碰到一位厨师，他说怕吹风，不要紧，我们有防风、荆芥、葛根。

四君子汤加防风、荆芥、葛根，一剂药下去就不怕风。脾胃虚弱的，就加四君子汤，心肺能量不够的，就加桂枝汤，或者合方治疑难，总之防风、荆芥跟葛根要用。

《简便单方》记载，消风顺气，治疗老人大肠涩秘。大便拉不出来，将防风、枳壳、甘草三味药，打成粉，用白粥可以送服，这是食疗方。

老年人习惯性便秘，或者瘫痪在床，大便拉不出，到药店里拿防风枳壳甘草散。

《本经逢原》记载，有一个独圣散，就一味防风，用面糊酒成丸，但凡崩漏不止，可以用它，但是需要注意带下要清稀的才能用，因为清阳在下，防风可以升上去。带下不清稀的，不能用。

如果血色赤浓的，脉又数，就要用一味黄芩，叫黄芩丸。

清阳不升用防风，湿热在下用黄芩。

防风、黄芪，世人多相须为用。

古代有一位太后，她喜欢吃凉饮，在风口，吹冷风，不知道过堂风对身体不利，突然间中风邪了，然后讲不出话，很多太医都束手无策。突然有一个很厉害的人说，既然汤药都吃不进了，话也不能讲，就用熏蒸疗法。

用防风、黄芪煮汤，煮了几十桶，滚烫的水放在太后的床下，然后气如雾，现代讲的熏蒸疗法，一蒸汗水一出，咽喉就能讲话了，身体恢复了，这是古籍上记载的用熏蒸疗法治疗中风的先河。

有一38岁的农民，拉肚子十多天，一旦遇冷就拉，两个月内不断加重，为了不拉肚子，就只能躺在床上，拿被盖住肚子，啥事也干不了，怎么办？后来用防风一味18克水煎服，一剂肚子舒服，三剂汗出，肚腹舒适，连服五剂，诸症俱除，下床不再拉肚子。原来肚子里有团邪风没去，清阳在下，则生飧泄，一味防风治疗拉肚子。

又有一农民31岁，喝酒吹风后浑身瘙痒，不停地拉肚子，治来治去治了三个月没治好，西医诊断为过敏性肠炎，现在头晕四肢酸，每到黎明的时候就要拉肚子，搞得活都没法干。最后中医用防风20克，加生姜5片，因为用了好多复杂的药都没办法，那就用简单的药，难易相成，结果吃一剂，微微有点感觉，吃五剂有好处，再服五剂，过敏性肠炎全部好了。

所以我们治病用药不要想着走复杂路子，要做减法，有的时候就一两味药，简单的一两个方子，关键是要饮食有节，起居有常，不妄作劳，符合养生大道。

刘强医生很擅长治疗耳鸣。譬如30岁的男子，耳鸣三个月，无休无止，烦死了，从早到晚都像苍蝇嗡嗡在耳边响起，服众药未能缓解，怎么办？

然后一问他，他每天头重如裹，好像就是说不开朗，然后医生马上就想，原来阴云密布的时候，就如裹，不见天日，譬如阴晦，那就让风吹一吹，风一吹乌云就拨开来了。

所以应该找到一味可以吹风的药，可以拨开乌云见晴天的，找到了防风。

在祛除痰湿的苓桂术甘汤的基础上，加30克防风，一剂耳鸣减，两剂头晕除，好了。

经多次临床应用，他推广这个经验，防风重用30～50克，可以治疗耳鸣眩晕，头困重。

看《得配本草》防风的配伍。

防风配黄芪，可以治疗自汗。

防风配白术，可以治疗拉肚子。

防风配白芍，可以治疗腹痛。

防风配白芷，可以治疗偏正头痛。

防风配浮小麦，可以治疗更年期盗汗。

防风配炒黑的蒲黄，可以治疗崩漏下血。

防风配天南星的粉末，可以治疗破伤风。

防风配羌活，可以治疗上半身痛。

防风配独活，可以治疗下半身痛。

防风配柴胡，可以解肝郁。

防风配桂枝，可以安神定志。

防风配枣仁，可以助睡眠。

防风配荆芥，可以治疗风痒、皮肤痒、咽喉痒。

防风配木贼草，可以治疗吹风咳嗽。

防风配苍耳子、辛夷花，可以治疗鼻塞。

防风配菊花、蒲公英，可以治疗眼目瘙痒。

防风配大黄，可以治疗三焦实热，大便不通，脸红目赤，高血压都可以治。

防风配天麻，可以平肝降压。

防风配陈皮、白术，可以治疗过敏性肠炎，一激动就拉肚子。

防风配秦艽，可以治疗从头到脚的疼痛，肌肉拘挛。

防风配火麻仁，可以润滑从头到脚的关窍。

防风配黄芪，可以充斥关节腔的气血，配枣仁可以润滑关节腔，凡仁皆润嘛，所以用五仁丸配防风、枳壳，通便效果超快，而且让关节走路不痛。

老师以前用五仁丸治疗一例老人便秘，治好了他的便秘。当时他说便秘治好了要来找你看关节痛，再来的时候，关节已经不痛了。

因为便秘好了过后，他多余的津液，就去润关节、润脏腑、润眼睛，所以关节不痛了，视力也变好了。所以防风配火麻仁、枣仁、松子仁、柏子仁，可以润滑眼睛、恢复视力的；配合桃仁可以润滑肾窍关节；老人会变矮，人老了就是筋缩，怎么办呢？防风加养筋汤，马上这个筋就拉伸了。因为养筋汤是养津水，而防风可以拉伸提拔，让人昂首挺胸，让筋骨变松，像种子破土而出一样，为什么？因为防风清阳向上。

防风加黄芪可以提升人的正气，有助于腰肾拔节。

所以余老师用玉屏风散加青风藤、绿豆，可以治骨刺，骨质增生，为什么呢？一拔节它就不见了，所以骨刺、骨质增生不是用手术把它刮掉的，是将这些骨质增生收到骨髓去，让它成长。

所以只要一牵引，清阳一往上走，那些骨刺会收回骨头去，它可以让好多病人免除手术之苦，只要正气跟清阳足以后，这些骨骺统统会被重新吸收回来。

荆 芥

 **荆芥清头目而疗崩。**

荆芥是芳香之品，很轻，是辛散的，所以它走上焦，尤其走头跟眼目，故而荆芥有清利头目之效。

五经富的老人都知道，淋雨过后，头目昏沉，用荆芥熬红糖水，一喝就好了，受湿的，风能胜湿。如果受寒的，头部紧、痛，那就喝姜枣茶。

荆芥是风药，风药能够解表，能够开毛孔，能够胜湿，所以荆芥的第一大功效为祛风解表。

第一解表，表解一身轻，所以如果觉得最近人很沉重困乏，不轻松，弄点荆芥，表解一身轻。

第二利咽喉，利哪种咽喉？风痒，一痒就咳，止嗽散里就有荆芥，专门治疗久病咽痒。

所以你们将来碰到有些病人，病了好久，老咳嗽，咽喉痒，用荆芥、防风、蝉蜕。咽喉马上就不痒了。

作为发散风寒的药，荆芥比较平和，解表之功比较安全，无论是风寒风热，只要在表的，荆芥几乎都可以用，是比较平和的药。

你看风寒感冒的有荆防败毒散，风热感冒的有银翘散，方中都有荆芥。

151

皮肤病，如荨麻疹、风疹，抓下去，瘙痒的，一味荆芥就可以熬水来外洗，可以息痒。

《神农本草经》讲，荆芥主寒热，外面有寒气它可以发散，里面有闷热它可以流通气血，所以荆芥外用可以发汗解表，内用则条达肝气。

疮痈为什么用荆芥？疮痈用荆芥起到结者散之的作用，结者散之，荆芥就是透风透血透气于外，把疮痈透开。

所以有些疮痈大大硬硬的，用荆芥以后，变软变小了。

这给我们一些启发，甲状腺结节、乳腺增生、肝囊肿，硬硬的，用荆芥以后可以变松软。

它可以辅助攻瘤攻积的药，比如说我们要用三棱、莪术去破这些瘤结，发现瘤结好硬，我们要让它变得蓬松宽大起来，用荆芥，它就会变得蓬松起来。

荆芥能除湿痹，治疗关节炎，腿脚沉重，比如肾着汤，加些荆芥进去，可以灵活腿脚。

拖泥带水的，它可以升清阳，清阳升则湿气化。

《本草拾遗》记载，荆芥除风冷，煮水可以服用。吹风流清鼻涕，叫风冷；手脚冰凉怕风，叫风冷。荆芥可以作为风邪感冒的预防汤，所以荆芥熬汤水，喝了可以预防时行感冒，无论风寒、风热。

《药性论》记载，遍身疹痒，可以用荆芥，风痒，风性善行而数变，用风药。

老师可以教你们如何配制洗痒方。第一，一般所有痒都会搔抓，因为有风；第二，搔抓起来有什么？有血痕，所以有热、有毒；第三，毒在一处，代谢不走，留有血痕在那里，它有瘀。

针对以上现象，你们就会开这个洗痒方了，内服跟外用的，是一样道理。

首先有风，我们就加荆芥、防风、薄荷、蝉蜕，也可以加菖蒲。

第二，有湿毒，有毒我们就要加败毒的，哪类药可以败毒？苦寒药可以败毒。苦参、黄柏、大黄，这些药都可以败毒。

第三，局部瘀堵不通，所以恢复得不利，用忍冬藤、海风藤、络石藤这些藤类药，软藤横行筋骨中，这些柔柔软软的藤类药，可以将这些瘀滞代谢走，让经络通畅。

所以你掌握好这三类药了，每一组就先挑选一两味，再加上皮肤科的专药，像蛇床子、地肤子、白鲜皮等。这就是止痒的、治脚气的、治疗湿疹的奇方。

知道了痒的机理，治痒就是既要活血通络，又要清热利湿，还要疏风解表止痒。

你们看到是结毒壅聚瘙痒，老师看到的是湿热经络不通，以及风邪束表。你们看到的是病理产物，老师看到的是病机气化。

《药性论》还讲，荆芥可以治口眼歪斜，用牵正散加荆芥，有助于牵正头面。口眼为什么歪邪？清阳上不来，所以歪了，清阳一升，又正了。

荆芥可以主心虚忘事，转头即忘，为什么用荆芥？清阳上升则记性好，清阳不升，气往下走，不单拉肚子，记性还不好。

荆芥还可以益力添精除劳损，就是添满精力，这功效你们看中药书几乎都看不到，益力添精，这不是甘甜药的功效吗？甘甜益力生肌肉，怎么荆芥也可以？

原来荆芥有一股仙风道骨之气，闻一闻精神百倍，它这种芳香，你不会排斥的，所以荆芥汤喝上一两口，马上就提神了，益力添精。

所以荆芥茶是非常好的保健品，它既可以祛邪毒，又可以益力添精，还可以补神，让心虚容易忘事的症状好转。

心虚忘事四个字，你就可以悟出老年痴呆，用补中益气汤加荆芥。

《开宝本草》讲，防风妇人血风及疥疮之要药。

一般像防风这些风药都是清气分的邪风，而荆芥是清血分的。

妇女月经期间感冒的，最好用的就是荆芥，小柴胡汤加荆芥，几乎通治经期感冒，或者崩漏、跌打伤，只要见血了，破了一个伤口，风灌进去，好痒，好痛，用荆芥。这时就与防风区别开来了，防风偏重于气分，荆芥可以入血分。

尤其是荆芥穗，荆芥穗的特点是什么？重，往下垂，所以它入得更深，效果更好。妇人血风，也就是说妇科的子宫问题、崩漏问题，用荆芥炭、荆芥穗都可以。

针对疥疮肿痛，也是起到结者散之的作用，所以咽喉病症可以用它，皮肤瘙痒可以用它，还有痤疮，痤疮老是痒，忍不住要抠它，一用完荆芥汤就没事了。

还有骨折，以及伤口恢复期，好痒啊，老想抓它抠它，用荆芥，它对于这些皮肤、骨头受伤以后，这种瘙痒感，荆芥可以解除。

《本草思辨录》讲，荆芥散血中之风，乃产后血晕第一要药。所以产后血晕，可用生化汤加荆芥，又因为它芳香善于行走，乃是疔疮肿毒妙品，它又能够解毒，更是痈毒血聚的良药。

《本草纲目》讲，荆芥入足厥阴肝经，肝气通于风，肝属木，所以厥阴风木为病，肝气郁结，长了各种包块，它可以治。

《本草蒙筌》讲，发表汗解利诸邪，通血脉传送脏腑，下瘀血兮除痹痛，破结聚兮散疮痍，这四句是荆芥功效的高度总结。

《药性解》记载，荆芥主结气瘀血，就是说气得脸色发黑要用荆芥。气得猪肝色发红的，可以用柴胡，但是气得已经发黑了要用荆芥，叫结气瘀血。酒伤食滞，喝酒又饱食了，体内脏腑压力变大，用荆芥就可以轻松，荆芥能够透发汗去疗诸风，凉血热毒止疮痛。

对于诸痛痒疮的，除了用丹参、菖蒲、威灵仙外，最好是加点荆芥。

《本草求真》记载，凡头目昏眩，咽喉不利，身背疼痛，这是风邪在皮里膜外，用荆芥无不效。

防风祛风一般在肉跟皮肤这个层面，荆芥祛风常可以入到筋跟骨，拔风外出。所以荆芥的层次更深。

风为百病之长，李时珍讲，荆芥能治风，而且治的深度非常药所能及。

戴院使称荆芥乃产后仙药，治产晕如神，产完胎儿以后头晕，为什么呢？瘀血恶露排不去，清阳又升不了，荆芥既升清阳，又排恶露，为什么？它可以去瘀血，叫下瘀血，又可以发汗升清阳，所以一味药，降浊跟升清同具。

《眼科龙木论》记载，肝属木，人生气以后头目胀，或者疲劳以后，头晕目眩，用荆芥穗打成粉，每次用酒送服3钱，可以治疗头目诸病，如疲劳、眼花、眩晕、近视、远视等，还可辅助治疗小儿脑瘫，这都是补肝血，升清阳，因为荆芥通身的灵气都集中在穗上。

《经验方》记载，便血，即大便下血，病人突然便带脓血，好害怕，不要紧，炒荆芥，打成粉，用米汤送服，可以治疗肠风便血。

同时《简便单方》还记载，痔疮、痔漏，用荆芥煎水来熏洗，熏洗加上内服，效果好。

再看皮肤病，单味荆芥穗治荨麻疹，效果显著。

有一病人遍身出现红疹，久治三年不愈，风团一抓成批出现，发作时剧烈瘙痒，真是万念俱灰。正值春天又发作了，工作学习都没办法，怎么办？

第一天就用荆芥穗9克，只煎五分钟，用武火煮滚以后，再换成文火，小火十分钟，把它盖上，然后饭后趁热服下去，发现还有点瘙痒；第二天加大剂量到15克，微汗出了，瘙痒就更轻了；第三天加大剂量到20克，汗出如浴，就像洗完澡后，汗出如浴，像跳到水里再起来那样，汗出好多，瘙痒风团之症全部消除，此后居然不再发作。

从9克到15克，再到20克，用了三天，层层深入，一味荆芥就是治痒奇方。

我们再看，荆芥可以入足厥阴肝经，诸痉项强，皆属于湿，这些颈项的抽动，诸风掉眩，皆属于肝，肝经既有湿，又有抽动，用荆芥，荆芥这一味药既可以除湿，又可以止抽。

新生儿肚脐风，这肚脐伤口灌到风了，小儿就抽动，口噤不开，怎么办？在偏僻的乡村，无药可吃，赶紧用荆芥跟蝉蜕煮水，频频灌之，结果死里求生的婴儿又天真活泼的活过来了，口噤、背项、强抽动的症状消失。

有些病人，呈抽动象，用荆芥、蝉蜕，也可以用天麻、钩藤，可以止住肝风动，治疗高血压。

大家在临床上要广泛地去类证，就相类的症状证型，可以去用。

有位陈医生，他治一老翁，老翁晚上受凉以后，鼻流长涕，整天都流，头又痛，用了治疗感冒的桑菊饮等都治不好，发现加荆芥一味，鼻流清涕就好了，头也不痛了，荆芥就是一味点睛之药。

又有一个小女孩，长期流清鼻涕，两边鼻孔因为经常擤鼻涕，搞得红扑扑的，都充血了，也是用桑菊饮加荆芥，两剂大减，再服两剂，好了。

如果看到一些病人，流清鼻涕，老擤鼻涕，鼻头都发红了，或酒渣鼻，用桑菊饮加荆芥，这就是灵活使用。这个酒渣鼻，荆芥清利头目嘛，头上有鼻子、眼睛，它都可以清利。

看《得配本草》荆芥的配伍。

荆芥配童便，就可以治疗产后中风。

荆芥配五灵脂的炭，可以治疗恶露不绝。

荆芥配石膏，可以治疗风热头痛。

荆芥配地榆、槐花，可以治疗痔疮出血。

荆芥配砂仁，用糯米汤服用，可以治疗小便尿血。

荆芥配贯众、茜草，治崩漏出血。

荆芥配桃仁，可以治疗产后血晕。

如果喘、咽喉痒，荆芥可以配杏仁、甘草。

吐血衄血，荆芥可以配白茅根，凉血止血。

当时老师在医药大学的时候，好多新生在军训以后，浑身皮肤瘙痒，因为长期积累在身体的毒素，要往外面排，而且到了大学以后，是新的环境，跟家乡的水土接不上，就会瘙痒。然后我有一个师兄，专开消风散，消风散里就有荆芥，喝完就好了。

山 楂

🦋 **山楂消肉食之积。**

山楂酸中带甜，能够开胃、补中、消融宿食；山楂色红，还可以活血、通经、祛瘀。

一位子宫肌瘤痛经的病人，子宫肌瘤只有弹珠子那么大。老师建议她每个月月经来临前一周，喝姜糖山楂水。她说她喝姜糖水上火，我说加了山楂就不会上火。她问子宫肌瘤怎么办？我说山楂都能消。

坚持了三四个月，后来做妇科检查，全消掉了。就这一个小方子，虽然案例不多，但足以让你们有满满收获，因为这个方子太普通了，山楂一次要用到30～50克，调养保健的，可以清淡一点，治病的话生姜、大枣要浓一点，因为有姜枣红糖在那里垫底，它不会伤胃，只要姜枣量足，胃寒的人都可以吃。

这个案例让我觉得山楂可以消肉积、肉瘤，所以治子宫肌瘤用桂枝茯苓丸的时候，可以加点山楂去开路，因为肌瘤就是一团死肉包裹。

还有家里小孩子无肉不欢的，没有胃口时，就叫他吃大山楂丸，胃口就来了。

有一次一位石印村的阿姨，带着她的小孙子过来，她家里老中青三代人全部肥满，都是胖的，就这小孙子瘦得像竹竿。怎么办？

保和丸加大山楂丸，买回去吃，半个月以后胃口翻大一倍，两个月以后长肥满了。

她说她小孙子无肉不欢，怎么天天吃那么多肉，吃肉都不长肉，身体消瘦。

我说他是食而不消，穿肠过了，它没有消化，加了山楂就消了。

所以从这点看来，那一切的肿瘤、包块、顽积呢，都可以在辨证方中加一点点山楂。肉瘤、肉积的机理是什么？酸涩收敛涤污脓，肿瘤包块就是一团污脓，包括痈肿，挤出来就是污浊脓浊，还有肥油，那不是油腻吗？山楂就可以消它。

山楂以北方产的为好，北山楂，不单消食化积，还可以活血化瘀。

山楂加鸡屎藤，炼蜜为丸，吃下去保你肚子饿，保你降"三高"。

山楂色红入血分，酸入肝，所以肝经血分的病，它可以治。

肝经血分有哪些病？肝经下络阴器，所以子宫有瘀血，月经经血有血块，血块乃是瘀血，用四物汤加山楂，第二次月经就没有瘀血了，化了。

因为山楂酸入肝，红入血分，它可以让肝血稀释。

山楂分为生、炒、焦三种，生山楂直接消食化积，炒山楂健胃，焦山楂能够止泻，酸涩收敛涤污脓，污脓被它排了，又酸收，所以它可以止泻。

现代研究山楂对心脑血管疾病，有强大的药理作用，它能扩张冠状动脉，降血脂，消融宿食。

《本草分经》记录，山楂消肉积、乳积。

一般乳腺增生不需要用山楂，逍遥散就好了。可是乳腺已经长纤维瘤了，下一步会变乳癌的，这时赶紧用山楂可以消瘤积。

因为乳房周围属于肝系统，妇女以血为用，山楂入血分，清理肝脏系统的瘀浊。

山楂重用 50 克，可治疗器质性的病变，治疗病理产物，就是乳腺增生、乳房纤维瘤。

然后逍遥散疏肝解郁，它是治疗病机病因。

老师这个组方是因果同治法，因是肝气郁结，郁结的果是什么？乳腺增生、乳房纤维瘤。治其因，用逍遥散，治其果，用山楂，消肉瘤。这叫因果同治法，把病理郁结成块散掉，结者散之，再把病果肌瘤、肉瘤、纤维瘤消融掉。

《本草蒙筌》记载，山楂益小儿宿食磨牙，如果小孩子有宿食积了，磨牙，就吃点冰糖葫芦。扶产妇除儿枕痛，生完孩子后子宫有瘀血，山楂就可以把瘀血消掉。

煮肉少加，须臾即烂。肉制品里头，肉积难化，加山楂易烂。

脾胃可健，膨胀立除。这些五积六聚，皆是气凝其痰血，痰是什么？就是这些痰浊，就是像脂肪一样，山楂可以化。

血是什么？血就是瘀血，山楂色红入血分，酸入肝，所以也入肝血。

所以痰血交裹用山楂，比如说有些人痰多，嘴唇乌暗，加山楂，第一可以化舌头、胸膈、胃里的痰；第二它可以活血，山楂活血之功，少为人所知。

昨天在石头台有一位阿姨问我，她说亲戚得了肝囊肿，肝囊肿又叫肝积，肝积就五积流聚，五积六聚就气凝其痰血。

气用什么？用小柴胡汤，痰用什么？二陈汤，血用什么？血用四物汤。这是个小二四汤，小就是小柴胡汤，二就是二陈汤，四就四物汤，小二四汤，加山楂30克，对付肝里的囊肿，效果极好。

你看一个囊肿，它会在肝里，它不走，肯定有气聚，所以小柴胡汤可以把它散开来，散其气，囊肿包裹如一沓水，它就是痰水，二陈汤可以化痰水，它久在那里，瘀暗了，变成一团死血，那四物汤就是活血化瘀。

但是小柴胡汤、二陈汤、四物汤都很平和，要吃得比较久，突然间加30克山楂进去，就不平和了，就像你要洗一个杯碗，要洗好久，突然间你弄一勺醋或者柠檬汁进去，酸的，洗两下就干净了，你看是不是，碗里有油垢，你倒点醋进去，油垢一下就被它融了。

现代健康养生，少放盐多放醋，少吃荤多吃素，少饱食多半肚，少驱车多徒步，这个饮食守则要学以致用。

《本草图经》讲，山楂治腰痛有效，特别跟月经有关的腰痛，瘀血一排掉，腰就轻了。

经期腰痛，用四物汤加山楂。

《唐本草》讲，山楂洗头及身体上面的疮痒，所以古籍说山楂理疮痒，怎么理呢？外洗。

《本草再新》讲，山楂利大小便，大小便不通的，可以用它。

有些人肠里有斑，脸上就有斑，这个山楂可以消肠道的斑和息肉。

有人诊断为大肠息肉，需要动手术。

赶紧保健，在息肉小的时候就服用山楂，还要配什么？配桂枝汤。

为什么肠道息肉要用桂枝汤？心跟小肠相表里，还有呢？阳化气，息肉是阴成形的产物。息肉大都长在肠，而且是大小肠的周围，它不是长在食道和咽喉，因为这上面是比较阳的，而下面比较阴的，我们只要离照当空，阴霾自散，用桂枝汤，引心阳之气下达到肠，心脏加强动力，肠道也会有动力，它能动起来，再加山楂治这个果，桂枝汤治因，因果并治法。

比如口腔溃疡疮烂，你一看诸痛痒疮，这疮烂就是火嘛，就记得用蒲公英、黄连，可以平其疮口，但是又看到它是湿热为底，所以用半夏泻心汤，除它的湿热，再加黄连、蒲公英，标本并治法，又叫因果同施。

《本草纲目》讲，凡脾弱食物不能够克化，导致胸腹酸胀闷者，于每食后嚼两三枚山楂，绝佳。

李时珍亲自试效过，但不可多食，两三枚就够了，因为多食了容易消胃壁，损伤胃黏膜。

《物类相感志》记载，煮老鸡、老鸭硬肉，入山楂数颗极易烂，足见其消肉积之功。

李时珍邻居一小儿，因为贪吃食积导致肚腹膨胀如鼓，多方治疗没效。有一次他到山楂树底下，看到掉得满地都是山楂，捡起来就开始嚼，吃到饱了，因为吃太多了，他就吐出大量的痰水，想不到那就是肚腹里的痰浊被融化了，变成痰水，随后就好了。

《医学衷中参西录》讲到，山楂酸涩消积，能除癥瘕积聚，女子月闭，产后瘀血。

月经闭塞了，别忘了还有山楂，产后瘀血，生化汤里可以加山楂的，没问题的。

如果怕山楂凉，就要多加一点姜，所以姜跟山楂是绝配。

姜枣茶是补气血的，姜楂茶是消气血的。姜枣是补气血，贫血脸色煞白的用姜枣茶；脸色青黑的，紫暗的，就要用姜楂茶。

女子闭经，本来女子十四而经通，月事以时下，可是 14 岁，乃至 16 岁都不来，怎么办？有办法，山楂 1 两煎汤，冲红糖 7～8 钱，服几次月经就通了。张锡纯用这个方子，治月经不通，月经量少，治了几十例，凡用必效。

张锡纯讲，若月信数月不通，就是说这个闭经，多服几次，亦可通下。

张锡纯的同乡，考试期间拉肚子，考完以后一直都没好，时不时跑厕所，张锡纯让他用山楂 1 两，蔗糖 5 钱，再加上好的毛尖茶叶钱半，然后将山楂煎好汤，再冲茶叶跟糖泡一下，就可以喝了，叫山楂茶，治疗痢疾初起。

你们要学会做这个，一吃下去，拉肚子就好了，为什么呢？因为糖可以缓其中，山楂酸涩涤污脓，酸涩涤污脓，甘温缓其中，再配苦绿茶解毒有神功。

《方氏脉症正宗》记载，治诸腹痛，山楂一味煎汤饮。

无论是肠道的，还是生殖系统的子宫，山楂配大腹皮、槟榔、厚朴，是治疗腹痛的良药。

《丹溪心法》记载，一切食积，山楂、白术、神曲三味药，打成粉，蒸饼为丸，用汤饮服下，可以消一切积，无论是虚的还是实的。因为白术可以健脾，山楂跟神曲可以消积，这叫神积散，就是说消积如神，是朱丹溪的好方子。

《医钞类编》记载，痢疾赤白相间，只需要用山楂，如果是红痢，就用蜜来拌，白痢就用红白糖来拌，服用，可以治痢疾。

《中医验方汇选》记载，李某，32 岁，痢疾腹痛，肛门重坠，服药 5 天未愈，后来得到民间偏方，山楂 150 克，红白糖各 50 克，水煎服。

然后第一天吃了，好一半，第二天吃了全好，这么简单，山楂加红白糖。中医不传之秘在剂量，你要看好这个剂量，150 克。有人说 150 克会不会太多，冰糖葫芦一串吃下去都不止 150 克。

那山楂加红白糖不就是冰糖葫芦吗？这冰糖葫芦可以治疗痢疾拉肚子。

单味山楂治产后腹痛瘀滞，焦山楂 30～50 克煮水，加红糖，收效显著，几乎都是吃一至四剂后好。妇女生完孩子以后子宫痛、月经痛、恶露痛，统统管用，而且安全，加了红糖还缓急，对胃对肠都没有伤害。

注意这里不是生山楂，生山楂片凉，消肠胃积，焦山楂焦苦入心，心主血脉，所以血脉上的痛，就要用焦山楂焦化。

如果是简单的痢疾，用生山楂就好了，生的入气分，焦的就入血分了。

25 岁的毛某，生完孩子后五天肚子都痛，第六天加重，面色铁青，四肢凉冷，嘴唇都瘀暗了，怎么办？

用焦山楂 50 克水煎加红糖，一剂病去得愈。

周教平周医生的经验，用山楂治疗经期受寒，一般人以为山楂治食积，而他常试用山楂治疗月经病，居然屡用屡验。

叶某，16 岁，中学生，月经期经血常是暗的，有一次贪凉戏水，突感下腹部像拧毛巾一样，拘挛痛，按着就舒服点，但是一离开又痛。经询问，她一直都这样，胃口也不好。

有些人想到，一般饭吃不下，神曲、麦芽消食，没有用的，因为她是下面经血堵住了，神曲、麦芽只消中焦的食积。下焦堵住了，还得山楂出马。

这时医生换了一种思路，寒凝血瘀，用生山楂 40 克，因为她是玩水，水寒射心，水寒收紧血脉，寒凝血瘀，加生姜 5 片煎汤，再加点红糖，口感好一点。一剂痛就减轻，两剂痛愈，胃口恢复，没事了。

寒凝血瘀，胞宫被阻，用山楂效果好，所以朱丹溪素以山楂合红糖治疗血滞儿枕痛。

就是说胎儿在子宫里睡了十个月，枕在那里，像你枕枕头久了，枕头都会凹陷下去，子宫有了瘀血，怎么办？不要紧，用山楂跟红糖就可以治疗。

为什么要配生姜？生姜辛甘化阳散阴寒。

为什么配红糖？红糖酸甘化阴能够养血气，还可以缓急止痛。

生姜、红糖再加山楂，就是辛甘化阳消包块，酸甘化阴养气血，所以这个汤方非常厉害。

《得配本草》记载山楂的配伍。

山楂配紫草，煎酒调服，可以发痘疹、疮疹。

山楂配小茴香，可以治疗疝气，特别是山楂核，也可以治疝气，连带核用，治疝气效果好，因为核能够重坠。

山楂配独活，可以治老人腰痛。

山楂配鹿茸，可以治疗疝气痛。

山楂配艾叶，可以治疗肠风下血。

山楂配陈皮、麦芽，可以消小儿食积。

山楂配鸡屎藤，可以去脂肪瘤，还有双下巴、富贵包。

山楂配合木香、枳壳，可以治疗腹部膨胀。

山楂配郁金、香附，可以治疗肝痈、肝囊肿。

山楂配金钱草、海金沙，可以消结石。

山楂配益母草、川芎、当归，可以除产后恶露不绝。

山楂配小茴香、橘核，可以治疗疝气痛胀。

山楂配黄芪、党参，补中益气又开胃。

有人怎么一吃补中益气丸就胀，不吃又没劲，老师有办法让他吃了不胀又有劲，就是补中益气丸加山楂，让补益过程不滞塞。

细　辛

🌿 细辛止少阴头疼。

细辛，辛香定痛祛寒湿，它是辛味的，辛到近乎是麻的，这个牙痛散，即细辛、冰片、薄荷，打成粉，喷在牙上，牙痛就会止住，这叫辛香定痛。

祛寒湿，细辛长在寒湿地，却保持自身的温燥，所以天气一旦湿冷，关节痛，一用细辛，就通了，辛是可以开窍的，打开这个孔窍，而且细致入微。

细辛芳香善走窜，善走来走去，可以通彻表里，祛邪内外，就上下经可以温，表里的邪可以祛，内外的寒可以散。所以素有古籍中讲，细辛祛风邪无处不到，细辛散寒气无往不利。

老师讲一个细辛散寒饮的病例，一哮喘病人，咳吐清水，老师就一想，"小小青龙最有功，风寒束表饮停胸"，任何细小细致之处的痰饮，它都可以温化。

三剂药下去，晚上不喘了，这些痰饮也没了，蒸掉了。

后来他又介绍一例过来，也是咳痰多，痰偏清。用六君子汤加姜辛味，若要痰饮退，宜用姜辛味，夜咳姜辛味，即干姜、细辛、五味子，这叫温阳六君子汤。老师用这个方子治疗咳喘，痰饮清稀的，没有不应手取效。

《神农本草经》讲，细辛主咳逆，咳逆上气。

咳逆天冷就加重，天气一暖就舒服。遇冷加重者用温药，如细辛，它就可以去寒咳、凉咳。

老师曾经碰到上车村的福姨，她说她老咳嗽，她咳嗽的时候，吃两片姜就舒服了，但是不吃姜又咳。这时就暴露了疾病的本质，就是喜暖，我们可以随其所好而治之。

那怎么随呢？四君子汤加细辛，只开五味药。她吃完形容比吃姜片要好多了，因为姜片温肺化饮，温胃散寒而已，如果吃四君子汤，就健脾了，脾好了，生痰之源就少。然后细辛就温肺，肺中的寒痰去了，它就干净了，一方面细辛治其去路，四君子治其来源，来源去路都治了，那还有什么寒痰留饮。

所以老师从一个小小的爱嚼姜片的习惯，不嚼了寒饮就多，就让我洞悉到，这是脾虚寒所致的咳痰喘。

也可以用苓桂术甘汤加细辛，那是一样思路的，方向没错。

头痛也要用细辛，特别是那种久痛入骨，痛到骨头深处，你看牙痛，齿牙到骨里去了，咬牙切齿，痛得坐立不安，而且一问，已经几个月了，不是刚痛了几天的，刚开始痛的，用点发汗解表的药就好了。

如果痛了几个月，甚至几年的，就要用这些搜剔搜刮的药，少阴主骨，它也主脉，所以骨脉深层次的疼痛，需要用到细辛。

那些顽固风湿、头痛，都可以在辨证方里包点细辛粉。

脑动，脑为什么会摇动？第一个是有风，第二个有饮。什么叫饮？痰饮，你看这水晃，叫晃动，风叫摇动。有风，用天麻、钩藤，就可以祛风。有饮，用半夏、白术。

所以老师一看到那病人的头在抖动，像跳舞一样抖动，摇头一样。然后我就会看他舌苔，干净的，舌尖鲜红，这是有风，风气化火，用羚角、钩藤，就可以把它平息下来。如果舌苔水滑，那肯定是饮，这时就要用半夏白术天麻汤。

曾经有一次揭阳的一个小家伙过来，他就在坐在那里摇头，情不自禁。我一看他的舌头，一层白色的水气，平时爱吃冰饮。他也不是那种容易发怒或者骂人的人，不是肝火重的。

我立马说，半夏白术天麻汤加细辛。

因为我问他多久了，他说两年多了。第二次再来，头不摇了。

学生就很奇怪，风动，诸风掉眩，皆属于肝，老师怎么治脾、治饮去了？

厥阴不治，求之阳明。这肝风如果动摇了，你治不好，赶紧要求阳明。

你看树老泡在水里，它的根是不是烂了，根烂了是不是风一吹就摇动，它就断了。

这时一定要培土，治疗痰饮，把痰饮治掉，所以用半夏白术天麻汤，如果他舌尖红，风火旺，我就会用天麻钩藤饮，或者羚羊角、钩藤。

所以你看摇动，要看它是急肝风，还是慢脾风，脾它是比较慢的，所以脑动也可以治的。

《神农本草经》又讲，细辛主百节拘挛。

百节拘挛，百个关节拘挛了，它不是一个关节。

老师刚才讲了，细辛可以搜剔骨节风，这个功效不一般，它像什么？像侦探，尤其像出名的侦探，也像警犬，而且是一流的警犬，能钻到穷乡僻壤里将罪犯逮出来，细辛就有这功夫。

所以有些痛，外面老用药酒擦，不好，你用细辛泡的药酒，穿透力就好强，进去了，或者用羌活胜湿汤，加点细辛进去，它就可以撬动骨节之风，不然它只是发肌肉、皮肤之风，一加了细辛，骨节风就能散掉。

有些中老年人，出汗后碰了凉水，关节指节变成机械手，或者猪肘，动不了，或者中风以后拘挛，要用细辛。

风湿痹痛，这个不用讲了，独活寄生汤就讲到了，风湿顽痹曲能伸，就是说顽痹关节、手指弯曲，它可以伸开来，因为细辛一派阳气。它可以让经络舒展开来，就像一派冬寒肃杀，突然间春雷涌动，然后大地回阳。

《神农本草经》还讲，细辛主死肌，风湿痹痛日久，肌肉局部像死肉、坏肉一样，打它没感觉，这叫死肌，因为肌肉都板结了没感觉了，麻痹了。

血痹，在黄芪桂枝五物汤加点细辛，本来两剂见效，结果一剂就见效，因为那些麻痹死肌细辛能穿透过去，肌肉复苏了。

看到死肌，我们应该想到细辛可以用来治疗一些赘肉、囊肿、肌瘤，就是一团死肉，可以用它，在治疗一些肌肉板结、坏死组织上面，不要光想到山楂，山楂配细辛就不得了了。

山楂就是酸涩，消融它；细辛排泄它，攻打它，让经络通畅。

看《名医别录》，这细辛真的是太多功效了

第一温中，所以畏冷，可以用细辛。一个是害怕冷，害怕冷就用细辛、桂枝；一个是脾胃里寒冷，用细辛、高良姜。

第二下气，温中下气，细辛热走骨头，骨头在最深层次，所以气可以一直下去，它这种热一般不会上火，它的辛是往细孔下面钻的辛，它不是往上面发的，像紫苏、生姜，往上往外发的，是往疆域表面走的，而细辛的辛是往里面内部走的。

所以皮肤一时吹了风感冒，我肯定用生姜，喝姜枣茶，可是如果是长期在水边操作作业，泡在水里，骨头里面的风，晚上痛得好像老虎咬骨头，那我这时一定会让病人吃细辛大枣汤，不会吃姜枣茶，姜枣茶去肌肉皮肤层面的寒，非常好，但是骨头筋脉层面的寒必须要用细辛。

细辛跟生姜，都很辛烈，但是它们管的层面不一样，生姜是管外面的，细辛则是管里面的。当生姜配上细辛，皮肉筋骨脉的寒气都没处躲避。不妨将来可以试试，只要回到家里，老人家关节痹痛，吹冷加重，遇湿困重，活动不利，肌肉死肌，又百节拘挛，总之一大堆问题，搞点生姜粉、细辛粉，再调点红糖跟大枣，皮肉脉筋骨统统温通开来。

第三破痰，这种痰是痰饮，顽痰留癖，这种怪病要用到细辛，像癫痫这种怪病，因为癫痫，其病灶在脑，脑属于骨，肾所主，骨髓油所聚，所以还得要用细辛去温化，二陈汤、温胆汤，加一些细辛下去，就可以治疗疑难怪病痰饮作乱。

第四利水道，水道就是三焦、尿道、孔窍。

一妇女跳到水里游泳，由于待太久了，出来以后，当月的月经就不来了，叫冰冻经，月经被冰冻了。

吃什么呢？吃当归四逆汤，当归四逆汤里有细辛，重用细辛，一剂下去，这个月经就来了，暖了，往下走，所以细辛可以利水道，水道包括月经之水、小便、盆腔积液等，无往不利。

治疗盆腔积液，你不想用小茴香，好，你试试用细辛，积液也能化掉。

第五开胸中，胸中有郁闷，细辛可以开胸顺气，所以胸三药加细辛，开胸顺气作用会更好。

第六除喉痹，咽喉发不出声音，闭住了，用半夏厚朴汤加细辛，可以将喉痹打开，鼻三药加细辛，可以开鼻窍。

第七治风痰癫痫，刚才讲了，风痰在脑，细辛可以入骨透脑，治疗癫痫。下乳结，乳腺增生，长一个结节，那不就是痰湿吗？痰水细辛可化。

第八治汗不出，血不行，有些人说他不怎么出汗，用桂枝汤加细辛，是出汗汤，先出鼻头的，再出额头的，最后全身都汗出了。

第九安五脏，五脏遇温则安宁，遇寒则肃杀。

第十益肝胆，细辛可以让胆子变大，但见受惊病人，可以在辨证方加细辛，治疗肝虚胆怯。

《日华子本草》讲，细辛治冷嗽，主胃中结聚。

细辛可以推陈出新，通经络，胃中结聚，像胃息肉，细辛可以平它。

古人没有幽门螺杆菌的概念，他只是观察胃里有团气，聚在这里不肯走，一晃，就有振水声，用细辛、苍术、生姜这些药，熬成汤水，慢慢品尝下去，它就散开了。

《本草纲目》讲，细辛治口舌生疮，这种疮不是红点，而是烂白点，白是久疮寒疮。烂红点用黄连、菖蒲，如果是烂白点，就是说这个疮已经半年了，用半夏泻心汤加细辛。

细辛主大便燥结，大承气汤下不去，加点细辛、威灵仙，大便立马通。

因为古籍上讲，辛可润之，吃辣椒，可以刺激腺体，但是你要把控量，如果吃多了，就会咽干口燥，反而干了。

所以应该是微辛润之，大辛就会干燥，发汗它会更燥的，所以微辛它就起到阳春布德泽的作用，所以叫微汗，微汗反而是养阴的，大汗通经络，如果身体不行，就会亡阳，要看情况。

细辛还有一个作用，叫起目中倒睫，你目中的睫毛乱了，目里这些遮挡住眼睛的睫毛乱了，或者倒到眼睛里去了，细辛可以散开来。

《长沙药解》记载，细辛最清气道，兼通水源，它可以让气水流通。

《本草蒙筌》记载，细辛止少阴头痛如神，祛风湿痹痛立效，安五脏，益肝胆，温经络，去内寒，凡孔窍堵塞，无往不利，无微不至，无处不到。

感受风游来游去地动，用细辛。湿沉重，也用细辛。痛到骨头，也用细辛。所以风寒湿痹症用细辛，细辛就是痹证克星。

《普济方》记载，如果鼻塞不通，用细辛粉少量，吹到鼻中，就通了，细辛、冰片粉都好。

如果小儿口疮怎么办？《卫生家宝方》记载，用细辛打成粉，醋调了，贴到肚脐，小孩子烂口疮就会好，引火归元。

《龚氏经验方》讲，有一个聪耳丸，基本上没有不效的，就是说耳朵突然间耳聋了，不通了，这个比一般的药都管用，它用细辛打成粉，融在黄蜡中，做成小丸，然后塞到耳洞里。但是要记住，必须戒怒，只要能戒怒了，这个可以治疗耳聋、耳鸣。

过敏性鼻炎，动不动就打喷嚏，流清涕，用纸巾擦不完，用细辛配桂枝汤或者当归补血汤，几个月的鼻炎都是轻而易举，几剂药就可以治过来。

一个过敏性鼻炎的小家伙，他是每天太阳蒙蒙亮未出，黎明最冷的时候，在睡梦中都可以打喷嚏的，一直要打几十下，他说鼻流清涕，用的手帕多达十多块，平时畏寒肢冷。

结果用干姜、细辛、五味子，再加四君子汤，连续服用一个月，打喷嚏流清鼻涕基本上消了。

癃闭，癃闭是什么？小便尿不出。71岁的老人，他在外面被雨淋后，回家小便解不出来，下肢就开始肿，水排不出，当然肿在下肢了。当时正逢半夏，半夏就是六月，饭又吃不下，尿又排不出。刘沛然医生就想到，老年人已经走到少阴层面了，少年人是少阳，壮年人是阳明，中年人是太阳，如日中天，到退休的时候，就变成太阴了，更深层次就是厥阴、少阴了，老了。

所以老年人感冒，用桂枝汤不效，用麻黄附子细辛汤就管用，因为他们一感冒不是在皮肤表面，所以老年人感冒很少高热，而是浑身关节痛不舒服。因为寒邪横冲直撞，腠理是崩溃的，直接就穿到里面去。

所以他想到，用麻黄附子细辛汤，加点桂枝、红参之类的药，一剂汗出，膀胱气化，尿亦下，通阳而愈，脚痛也消，胃口也好，一剂药而已。

现实证明，麻黄附子细辛汤，可以治疗风冷腰痛，风冷头痛，风冷尿不通，风冷寒喘，风冷睾丸上吊，阴缩，风冷以后拘挛，人变矮这些。

李某，56岁，上夜班回来，受了雾露之邪，居然发不出声音，咽喉不红不肿，吃清热药没效。

用麻黄附子细辛汤，一剂药下去，咽喉微音，两剂药下去，声音张扬出来了，讲不出话的能讲出话了。

《得配本草》讲细辛的配伍。

细辛配黄连，可以治疗口舌生疮。

细辛跟黄蜡揉成丸，塞耳可以治疗耳聋。

细辛配肉桂心，可以治疗提心吊胆，肉桂心入心，细辛入肝胆，提心吊胆，用细辛、肉桂。

细辛制成粉末吹鼻中，可以治疗鼻塞、鼻内息肉。

细辛配麻黄、附子，可以治疗少阴伤寒，古代叫夹色伤寒，这种伤寒很难治。

就是夫妻房劳，手淫邪淫后，第二天跳到游泳池里，或者被雨淋湿了，或者在空调房里一冻，就浑身骨节痛，这种感冒不是皮肉痛，而是骨节痛。少阴伤寒，夹色伤寒，色欲过度，然后再伤风伤寒，用麻黄附子细辛汤。

风湿顽痹，能屈能伸的是独活寄生汤，所以独活配细辛，可以治疗膀胱经反缩。

有时候，病人一来，我说他的关节受了风寒湿。他说不可能，现在好好的，哪有受风寒湿。我让他做一个动作，把膝盖绷直，然后用手去摸脚尖，看能不能摸得到。他摸不到，摸不到了，就是风寒湿在膀胱经，膀胱经缩了。

这时第一个要拉筋，第二个要吃独活寄生汤，里面有细辛，因为独活走膀胱经后背腰以下，它可以拉伸膝盖的经络，所以那些练瑜伽的人，如果懂得用独活寄生汤来辅助，本来一个月才可以下叉的，吃了独活寄生汤半个月就可以了，只要天天吃独活寄生汤，再配合拉伸经络，可以治疗膀胱经反缩。

细辛配苍耳子、辛夷花，可以开鼻窍。

细辛配合麻黄、桂枝、干姜，可以化肺中痰饮。

细辛配合五味子、生姜、茯苓，可以治疗寒饮停胸。

第94讲

紫薇花

🦋 紫薇花通经而堕胎。

注：此处应为紫葳。

紫葳，又名凌霄，我们用得比较少，但是要知道。凌云壮志，气冲霄汉，这个凌霄，通透的功夫非常强大，因为它是藤类药，缠绕在古松、古柏树上，它像爬山虎一样，爬到特别高的地方开花，所以它通透的作用比较强。

花像心包一样，所以花类药一般入心经、心包经，它是花的心脏，有句话叫心花怒放，非常开敞。

凌霄花破瘀血，瘀血堵经络，瘀血瘀久了，就会形成包块，所以妇人癥瘕积聚、肿痛包块可用。但是有胎元的人千万不要轻易服用，因为凌霄花在云南称之为堕胎花，它通月经，有胎就堕胎，没胎就通经下瘀血。

由于凌霄花通经作用强，所以它还有止痛功效，通则不痛，所以对于跌打损伤，特别是局部有瘀斑、瘀肿的效果好。

《神农本草经》讲，主妇人血痹癥瘕，也就是去包块的。

《本草备要》讲，能去血中伏火。也就是说它可以除肿瘤热，肿瘤热入血分，血中有火可以用，它破瘀逐血的时候，还带有清热作用。

《药性歌括四百味》讲到，紫葳味酸，调经止痛，崩中带下，癥瘕通用。

《本草纲目》认为，血热生风就会瘙痒，所以泄痒乃泄风，凌霄花居然有止风痒之功，所以皮肤瘙痒，抓下去有血痕，为血分有热，血热生风，用凌霄花，因为它破瘀通经，它还有清热作用，所以血热生风可以用。

《长沙药解》讲，凌霄花疗阴疮。

疗阴疮，即阴部这些疮痒，就用凌霄花，或配蛇床子之类的药。

《药性论》讲，凌霄花主大小便不利。

古本草有一部书讲到，降诸草毒凌霄花。什么叫降诸草毒？就是说服食了这些草药的毒在经络血脉里排不了，凌霄花可以破瘀通经，将它排出去。

有邪它去邪，没邪它伤正。有邪的时候，凌霄花加甘草，可以解从咽喉到生殖系统的毒。

《医林纂要》记载，凌霄花清肝热，缓肝风，降肝火，解肝毒，故肝风内动上扰巅顶痛，可以用。

高血压，头痛，巅顶痛，欲使之降下来，还可以用洛神花，为什么？第一洛神花是酸的，酸能收；第二花类药入心肝，入血分，心肝主血，含苞待放，它可以解郁，心花怒放，令胸肋松解，所以它入到心肝，降心肝之火，又可以酸收这些压力。

对于城市压力大、血压高的人群，这些花类药，无疑就是上上之选。

凌霄花、洛神花有相似之处，因为它们都是花类药，都是酸的，它们都能够降血压，我们要知道它们的机理，花入心肝，又是酸的，酸能收，所以能收心、脑、胸、肝、肋压力大。

《天宝本草》记载，凌霄花行血通经，治疗跌打损伤，痰火脚气。

为什么又是跌打的瘀浊，又是痰火在胸，又是脚气在足，凌霄花究竟治什么？就治一个浊阴不降。

你看跌打损伤，它不是浊阴在那里吗？痰火在胸，就用温胆汤加凌霄花、洛神花，它就下去了。

脚气在足，就用四妙散加凌霄花、洛神花，马上治愈脚气。

《本草求真》记载，凌霄花乃肺痈要药。

痈是一团气凝血聚，凌霄花可以破血通经；痈会发热，凌霄花可以酸收清热；痈压力会大，为占位性病变，凌霄花可以活血降压。

身体有一些血分占位性病变，如血管瘤，怎么办？凌霄花、洛神花，做成酱或者茶来吃，就会酸收。

妇女月经不行，凌霄花打成粉末，每次50克，用温酒送服，洛神花打成粉末也管用，因为它们同为花类药，同是酸味的。

酸涩收敛涤污脓，所以这些污脓，在子宫内膜上面脱落不了的，它可以通经，使其脱落，这是上好的通经汤。

女人经水调则百病消，男子中气足则万邪灭。

我们有止痒六药：威灵甘草石菖蒲，苦参胡麻何首乌，药末2钱酒1两，浑身瘙痒一时除。

六味药太多了，太复杂了，我们一味药搞定它。

《医学正传》上讲，治通身瘙痒，凌霄花为粉末，酒调服，每次5克。

将凌霄花打成粉，有人吃海鲜皮肤痒了，用温酒送服凌霄花粉，就不痒了。洛神花也管用，在最痒的时候，一服下去就好。

因为痒的时候，就是风木在动，属肝。

肝有两大功效，一是肝主疏泄，体阴而用阳，喜条达而恶抑郁，就是说肝通行血脉是很厉害的；二是肝主藏血，收敛，如果血毒收不进来，不能变为胆汁，排到肠外去，泛溢到血脉去就痒。

《传信适用方》记载，有一个拉肚子的人，便脓血，用百药乏效，后来发现药专力宏，就用一味凌霄花打成粉末，然后温酒调服，一下去涤污脓，肠通腑畅，干净了，行血则便脓自愈，理气则后重自除。凌霄花，它同时具有行血跟行气的功效，这个是痢疾的神方。

因为凌霄花味酸，无湿不作痢，这些污脓就是要用酸的药，芍药汤为什么治痢疾效果那么好？因为有酸的芍药，有黄连、大黄这些解毒的药，如果再把凌霄花加进去，如有神助。

《斗门方》记载，有一人暴聋，突然间生气以后暴躁，或者喝酒，耳朵就听不到了，用凌霄叶，捣烂了，汁滴耳内，好了。

这是少阳经肝胆之火，冲到耳窍，凌霄花可以降肝胆火。

酒渣鼻。《百一选方》记载，有一个临川的人，他得了酒渣鼻，满鼻头都是红赤红赤的，非常不愿意出门，怕被别人嘲笑。

有一位异人，他见到这种情况，就说这个是肝肺之火，往鼻上冲，木火刑金，也就是木化火，火就会克金，金就属肺，肺开窍于鼻，所以火红火红的集在鼻子，那只要将他的肝胆之气降下来治本就好了。

他也是一个容易急躁的人，急伤肝，古籍《医林纂要》上记载，凌霄花有缓肝风，泻肝热，解肝毒，清肝火的作用。

这时用凌霄花散，加上栀子，打成粉末，每次服10克，吃完饭后用清茶来调服，三次去其根本，三次吃完以后就彻底好了。

所以老师就看到了，风火上攻于头面，凌霄花主之，无论是酒渣鼻、高血压、巅顶痛、牙痛，还有耳鸣、耳聋，或者目赤肿痛，统统可以，风火上攻，浊阴不降，凌霄花散一用即效。

一般人认为藁本止巅顶痛，只知道藁本达巅顶，却不知道配凌霄花效果更好。

有个妇女，她情怀不开，嫉妒心非常强，容易跟人较劲，一较劲，巅顶上痛得不得了，天旋地转。医生说这是肝气上犯。但逍遥散就是解不了，藁本也化不掉，怎么办？就用凌霄花、柴胡疏肝散等疏肝解郁的药，因为她是动气加重的，就用疏肝解郁的香附、郁金、合欢花，这些令人开心的药，因为又是气上巅顶，凌霄花也是可以上巅顶的。

逍遥散、柴胡疏肝散只要加了凌霄花，治巅顶痛如神，非常好。

巅顶头痛，你以后听到有人头顶痛，藁本没效的都不要紧，我们还有凌霄花，我们的备选药非常多。

　　老人皮肤瘙痒颇多，大多属于血虚风燥，怎么办？老年男性，就用山药配凌霄花；老年女性，用当归配凌霄花，治疗晚上瘙痒，奇效。

　　因为当归、山药可以养其气血，凌霄花酸收可以收其风燥，风胜则痒，凌霄花就可以定风，可以胜风，你看那么高，高处不胜寒，风气好大，它都可以爬上去，紧紧密密绕在苍龙柱、苍龙鳞身上。

　　还有一种瘙痒，疹色偏淡白，证属气虚，可用玉屏风散加凌霄花，妇女也可用四物汤加凌霄花，治疗瘙痒，或者直接用凌霄花煎水洗，可以治皮肤痒。

　　看《得配本草》凌霄花的配伍。

　　凌霄花泡酒，可以治疗便血。

　　小孩子阴部长疮，用鲤鱼的胆，调凌霄花粉擦下去就会好，为什么呢？肝胆经下络阴器，凌霄花入肝胆经降肝胆火。

　　如果碰到血瘀月经闭，桃红四物汤加凌霄花。

　　如果碰到跌打损伤，四物汤加凌霄花。

　　如果碰到肝脏有血管瘤，大黄䗪虫丸加凌霄花。

　　如果碰到子宫有肌瘤，桂枝茯苓丸加凌霄花。

　　如果肠道有痈肿、息肉，大黄牡丹皮汤加凌霄花，或薏苡附子败酱散加凌霄花。

　　如果肺部有痈结，用千金苇茎汤加凌霄花。

　　如果骑车摔伤了有瘀肿，单用紫薇花捣烂了，敷在瘀肿上面，就会退肿。如果找不到凌霄花，洛神花代替也行。

　　如果周身瘙痒，为血热生风，凌霄花要配丹皮、紫草效果好。

　　如果皮肤湿癣、湿痒，凌霄花要配白矾、雄黄，然后外涂，也可以制成外用的膏药。

酸枣仁

🦋 酸枣仁敛汗而安神。

这里的枣仁是酸枣仁，核比较大，皮比较厚，肉非常少，它长在贫瘠的山上，跟大枣不一样，一般贫瘠的地方，收敛作用比较强。

酸枣仁因为长在酸涩贫瘠的山上，它们紧紧地将能量攒在果核里，封藏住，叫收心敛性，天道贵啬，它能封藏住。

酸枣仁，酸甘，入心、肝、胆经，它是养心安神的要药，入肝安魂魄，治失眠。所以如果一个人被吓得魂飞魄散，要马上想到酸枣仁，不一定失眠才用这个，现代人对酸枣仁汤有所误解，其实对于神思不定，稳不下来的情况，都可以用。

酸枣仁汤安魂魄，效果真的非常好，但是要用到 30 克，一般用到 10 克、20 克，安神治睡眠，用到 30 克安魂魄，大剂量安的是更深层次的，魂魄藏得比较深。

酸枣仁入心能敛心阴，止盗汗，心在液为汗，汗往外面飙，就要找酸枣仁，能把汗水往里面收。

吃饭一着急，吃得很快，汗就飙，吃完以后要换衣服，用玉屏风散加酸枣仁 20 ～ 30 克，应手见效，随方起功。

或者买安神补脑液，含有酸枣仁，再买玉屏风散，两个配在一起吃，效果好。

如果实在是懒，就买袋装的黄芪，是颗粒剂，再买酸枣仁粉，兑在一起喝，这吃饭大汗的现象就解决了。

玉屏风散加酸枣仁，敛心急气虚大汗，极效。

理论依据就是黄芪固腠理，酸枣仁敛心神，心在液为汗，汗水也为水，水为土所防，土能克水，兵来将挡不安，所以黄芪培脾胃之土，补中焦之气。把腠理一固密，汗水就不会乱溢。

酸枣仁还入胆能补胆虚除烦热，我的一个大学教授治疗过一例。

病人老是眼睛闭不下，就睡觉的时候，眼睛还是睁开的，半开半闭，这会不会是怪病，他一问这病人平时也比较多痰，他就开了一剂温胆汤，稍好一点，没什么大的转变，然后一想，这个温胆汤方向没有错啊，治疗这怪病多痰上扰。

想到这目不合，凡物辛甘发散为阳，酸苦涌泻为阴，目珠又是神所居住的地方，神通于心跟肝，魂跟魄不安，所以目合不了，于是他又加了两味药，酸枣仁跟牡蛎。

牡蛎能够合，有合之象；酸枣仁能够敛。一个合，一个敛，两只眼睛就闭上了，睡了。

现在城市好多人，胃不和胃不安，跟人家吵架，胆气往上冲，温胆汤清胆和胃，酸枣仁汤再把心神往下面敛，牡蛎再合，它就自动往里收了。

治失眠著名的方，张仲景的酸枣仁汤，补养心血的归脾汤，时方天王补心丹，这些经典方中都有酸枣仁。

《神农本草经》讲，酸枣仁味酸，久服安五脏。

我碰到一个司机，他长期开车，天天就睡两三个小时，他想要睡，但是就是睡不着，治了近十年了没治好。

后来我就问他的职业，可见学医必须要问病人的职业，为什么？他开长途车，嘟嘟嘟，震荡伤，赶紧让他回家养伤，他这已经不是失眠，是有伤了，经络气岔，震荡伤，让他请一个月的假，一个月后再回去上班，以脚代步，方用酸枣仁汤四逆散，第五天的时候，全好，然后一个月每天睡眠超过六小时，中间都不会醒。

我看他不是失眠之苦，是五脏不安，在抖，他一直都把开车这种负能量都带到他梦里去了，根本没法睡，人就会焦躁，所以重用酸枣仁50克，再加四逆散，四逆散里有白芍。

肝胆硬化的用芍药，心又躁急的用枣仁，安心神，敛神志。

两个一配合，就会出现一种现象，性刚万邪起，心柔百病息。心一柔下来，就睡好了，一觉闲眠百病消，那些鼻炎、胆结石等病，全部好，所以这是老师治的最成功的一个案例，就是说把一个睡眠安五脏治好了，其他就都好了。

这五脏六腑元真如果通畅了，人就会安和。

《名医别录》记载，酸枣仁主烦心不得眠，烦心就是睡不下，令人肥健。

酸枣仁体格的是什么样的人？瘦人，瘦人多阴虚火旺，火旺就是什么？阳亢，阴虚就是阴亏，阳不入阴，就会失眠，所以我们只需要酸枣仁汤，令人增肥。

有消瘦人睡好觉，就长胖了，睡觉能够肥人，这时就可以用酸枣仁。如果孩子在幼儿园老是长不胖，个子小，用酸枣仁汤安神，自动就慢慢丰满，人参五味子糖浆这些带有酸枣仁的颗粒也好，久服令人肥健。

《本草纲目》讲，酸枣仁主治肝病，寒热结气。往来寒热，畏寒怕热，不耐寒热，要用酸枣仁。

有些病人夏天热得人都要虚脱了，冬天冷得恨不得穿五层袜子，都保不了暖。自己不生火，袜子不给你保暖的，只要桂枝汤加酸枣仁汤，再加生脉饮，夏天多用生脉饮，秋冬天多用桂枝汤，一结合起来，治疗夏天怕热，冬天怕冷，无往不利，因为老师调的这个药方很平和。

桂枝汤加酸枣仁汤，再加生脉饮，三个汤方一配合，也是治疗更年期综合征非常好用的方。

更年期妇女大都寒热不定，情绪波动，热的时候极其热情。冷漠的时候，一天一句话都不说，热起来晚上可以热醒，骨头发烫，赶紧找点酸的东西吃才舒服。

李时珍讲的寒热结气，用小柴胡汤加酸枣仁，也可以治疗感冒后遗症，老是发寒发热，不稳定。

《本草再新》记载，酸枣仁能够润肺养阴。

老师曾经碰到一例，老是呛咳，破裂有声，我第一次用了止嗽散，他说稍好。他又来找我，说是呛咳还有点尾巴没断。我一听他讲话，裂的，干的。我问他："你是不是咽干？""对。"

用酸枣仁、火麻仁两个药，麻仁润六腑之燥坚，酸枣仁润肺养阴。

酸枣仁润肺，一剂药下去，呛咳就止住了。秋冬天干燥咳嗽，用酸枣仁、火麻仁，再加点沙参、麦冬，熬水来喝，好了。

吃后立马觉得水分好足啊，可以兑一点点蜂蜜，但是少不了酸枣仁跟火麻仁，麻仁润六腑之燥坚，酸枣仁润五脏之干涸，五脏六腑都润到了，不独一个肺，肺只是代表，因为五脏六腑干燥，肺先干，因为肺在上，就像池塘的水少了以后，一定是上游边远的地方先出现干燥。

润五脏用酸枣仁，润六腑用火麻仁，睡觉睡得好，第二天早上大便也特别畅快。

所以别人治大便不通，用松子仁、柏子仁、郁李仁、杏仁、火麻仁，老师关键的时候就用酸枣仁。

《长沙药解》讲，酸枣仁宁心胆而除烦，敛神魂而就寐。

就是说人老容易烦这烦那的，喝酸枣仁汤。所以一个人口头禅最近比较烦，就喝酸枣仁汤。敛神魂，人突然间被一件事情吓到了，人参五味子糖浆也好，酸枣仁汤也好，吃下去，一两天就好了。酸枣仁汤可以安抚气机，理气安神。

《药性解》讲到，熟的枣仁能让人熟睡，生的枣仁能够让嗜睡的人醒过来，它具有双向的作用。

《本草备要》又讲，酸枣仁，炒熟了温而香，能醒脾、归脾，归脾汤用熟酸枣仁、炒酸枣仁。如果归脾汤用到生酸枣仁了，效果可能没那么好，一定要用炒酸枣仁，炒过的酸枣仁芳香入脾，造生气血完全不一样。

《本经逢原》记录，酸枣仁能够收敛津液。虚汗，虚烦，还有精关动摇，心动则五脏六腑皆摇，那么我们治遗精，可以用点酸枣仁，把心安住了，那精关就能够固。

治疗精关不固，不要老想到金樱子、芡实、乌药这些收涩的药，还要想到酸枣仁，要想到治疗心。

《太平圣惠方》记录，胆虚瘦弱不安，心多惊，晚上好多梦，一个接一个，都是那些乱七八糟的，讲起来都很害怕的噩梦。

用一味酸枣仁，1两，炒熟了，打成粉，每次服2钱，用竹叶汤调服，什么时候都可以喝，一天喝两三次，四五次都好。这药吃完以后，晚上惊慌失措的梦就慢慢远去了。

《普济方》讲，睡梦中盗汗，平时吃饭就爆汗的，是气虚，用黄芪、酸枣仁。可是有些人白天没事，一睡下去醒来，后背衣服全湿了，盗汗，那我们就要养他的气阴了，养气的就人参，养阴最好的是什么？是米饮，大米汤，色白的，其他任何东西都补不进，就用大米汤，所以一个人虚累得不得了的时候，就让其狂饮大米汤，用人参、茯苓配酸枣仁打成粉末，饮大米汤服用，人参、茯苓补气，大米汤补阴，气阴并补，再加酸枣仁敛精神，就可以了。

晚上盗汗的，吃下去，明显就好转，没有不见效的。

《张氏医通》记载，大病后不得眠，大便又通不了，一味酸枣仁捣烂，煮粥，频频服用。酸枣仁要捣烂，不要整个枣仁放下去煮，要不吃了没效，因为药力都没发出来。

我们再看《中医趣话》，唐代，相国寺，有一位出家师父叫惠，他居然神不能自控，晚上跑来跑去，时而哭，时而狂叫，请了众多名医治疗不见好转。

这个惠和尚的哥哥，跟孙思邈是好朋友，请孙思邈去治疗，孙思邈察色按脉，说："这个可以治，只要让你的弟弟睡个好觉，醒来就会好。"

然后孙思邈就取出一包药粉，调进半斤的白酒，让惠和尚服用了。服完以后，安排他到一个安静的地方，不要任何人吵到他，而且晚上必须严护看守，绝对不要有任何声音将他吵醒，治病很重视这顺承性，特别是大病，应该避免受干扰，外面的邪气进不了，稳定下来，病就好治。

结果，惠和尚酣然而睡，第二天大家看他还睡，孙思邈说千万别吵醒他，再睡，睡过了早餐，睡过了午餐，睡过了晚餐，继续睡下去。睡了两天，一觉醒来，神志完全清醒，癫狂痊愈。

大家都好奇孙思邈是怎么治好的？

孙思邈说这个药粉子就是朱砂酸枣仁乳香散。朱砂1两，酸枣仁跟乳香各半两，研成粉末，用酒调，以微醉为度，然后就去睡觉。病轻者，半日一日就会醒过来；病重者，两三日才会醒。必须是自己醒，病才能愈，如果受惊而醒，这个方子就没有疗效了。

还有一个人，叫吴正肃，他也是癫狂，他看到这个方子，觉得特别好，然后药一下子放多了，结果一睡睡了五天才醒过来。大家都以为他死了，但是摸鼻子还有呼吸，又不敢吵他，不过在他醒来后癫狂病也好了。

这一巧治癫狂之法，是酸枣仁安神之功，配合朱砂镇惊之效，才有的理想的效果。

孙思邈这一治癫之法后世有传承的，《太平惠民和剂局方》里有一个宁志膏，就是说丧心病狂的，可以宁其神志，这个在精神病院很好用，用酸枣仁1两，微炒后去皮，人参1两，朱砂水飞半两，乳香1分，四药捣成粉末，炼蜜为丸如弹珠大，每次服用一二粒，温酒送服，不用喝大量的白酒，用温酒慢慢送服，反正一定要有醉意，有醉意喝一次就减轻，一些普通的病人喝一次就好了。

但是药必须道地，制法要遵古，遵古制法无往不利，药用道地所过者化。

《皇汉医学·类聚方广义》记载，东洞先生治一病人，昏昏不醒，如死之状，已五六日，用酸枣仁汤速效。所以酸枣仁汤是双向调节的。

还有刘惠民的一个医案。葛某，39岁，神经衰弱，没法工作，听到声音就要发怒冲出来，脱发，体瘦，面色黄，然后用酸枣仁汤加栀子豉汤，虚劳虚烦不得眠，就这两个方，由刚开始两三个小时都睡不了，到现在每天睡八小时，头晕、头胀、腰酸背痛、胃痛，还有脱发，全部好过来。

所以对于不好治的病，要从神入手，先治睡眠。

如今很多人被焦虑症困扰，不要紧，酸枣仁可以治疗虚烦不眠，就是焦虑失眠，一般治焦虑症时酸枣仁要用到30～50克。

吴某，女性，41岁，每至半夜就醒，不知道怎么回事。

孙鲁川医生就想到，半夜，子时，子胆丑肝，肝胆经交通，肝胆经交通交不过，每是半夜就醒过来的，就要怀疑有没有肝胆病，轻则肝炎，重则脂肪肝、肝硬化、肝癌。

好，阳入于阴，让肝气能够过去，肝胆气顺过去，用酸枣仁30克，炙甘草12克，水煎一大杯，晚上十点钟就服下，服一剂，一觉到天亮，起来以后，她还以为是半夜，天亮了，鸡叫了，她以为是偶然，然后又连续服了六剂，每天都是一觉到天亮，从此一年以后，都没有再半夜醒过来。

酸枣仁加甘草，酸枣仁用到30克，可以治疗这个半夜惊醒过来。

当然对于老是半夜醒过来的，还可以用酸枣仁加温胆汤。

看《得配本草》酸枣仁的配伍。

酸枣仁配人参、茯苓，米汤送服，可以治疗盗汗。

酸枣仁配黄芪，可以治疗自汗。

酸枣仁配五味子，可以治疗失眠，神不安。

酸枣仁配朱砂，可以治疗狂躁。

酸枣仁配熟地、百合，可以治疗骨蒸劳热，就是骨头都发热。

酸枣仁配百合、生地，可以治疗更年期蒸蒸发热。

酸枣仁配龙眼肉，可以治疗心悸，表现为心蹦蹦跳，要跳出胸口。

酸枣仁配核桃，可以治疗健忘，因为健忘就是心跟脑的问题，核桃解决脑的问题，酸枣仁解决心的问题。

酸枣仁配麻子仁、柏子仁，相当好的通便润剂。

酸枣仁配玄参，像天王补心丹，可以治疗读书过度用心，神志不安，睡不着觉。

藁 本

🦋 藁本止头疼于巅顶之上。

藁本，草木之高者，不是说它长得高，而是它的气能达到极高处，服用后立马透达巅顶。

有一病人，头顶被棍子打伤了，我开四物汤加藁本给他，让他配半杯酒一起喝，第二天就好了，头顶肿痛，第二天就不痛了。四物汤加藁本，直接治巅顶，加一杯酒活血止痛，就是说巅顶被球撞到，或者被东西砸到肿痛的，就用这个方子。

藁本发表散寒，有些人感冒以后，头部巅顶痛，羌活胜湿汤加重用藁本。

藁本祛风胜湿，风湿关节痛的病人，一般都是小关节痛，如手指、脚趾的关节。可是有一次一个病人过来，他是指甲痛，我看余老师开了桂枝汤，还有四物汤加藁本。

我一愣，这个病人没有巅顶痛，怎么用藁本了？

余老师就讲了，头尖、脚尖、指尖，不就是"巅顶"吗？我一下子豁然开朗。

用桂枝汤治手，但是桂枝汤只能将气送达到腕，它很难冲到指尖出去，四物汤加藁本就冲出去了。

藁本不单能治疗风寒湿在头，它还可以做引药，引众药达巅顶，所以血府逐瘀汤，治疗胸部的血瘀，可是脑打伤了，加藁本它就会上来。

藁本跟羌活、防风一样，属于祛风解表药，但是它比羌活雄烈之性更为和缓，他们都入膀胱经，主表，膀胱经乃一身之屏障。

虚邪贼风容易干扰屏障，表气不固，就要增强膀胱经的固表能力。桂枝汤加藁本，可以增强膀胱经的固表能力，桂枝汤虽然入心，又主上焦，心其气在表，布气于表，桂枝汤多加一些补气血的当归，就养脾胃，内证得之化气调阴阳。桂枝汤加羌活、防风、藁本，它就解肌表，外证得之解肌和营卫。

《神农本草经》记载，藁本主治妇人疝瘕，即妇人的疝气、癥瘕，阴中肿痛。清阳在下，则生肿胀。

有个妇女，子宫老是胀，吃了补中益气汤加藁本，就很舒服，连续吃了十剂，子宫胀全部消失，就是利用藁本升阳这个功效。

面王以下，膀胱子处也。这是《黄帝内经》的原文古文，面王以下，面王是鼻子。面王以下，膀胱子处也，代表子宫所处，膀胱之地。所以子宫脱垂、慢性尿道炎、阴道膨胀，久不愈必气虚，补中益气汤加藁本，马上就升提上来，一提就不往下坠了，肿胀就消。

《神农本草经》还讲，藁本除风头痛，它是风药，风能够行通气血，通则不痛，所以风药可以止痛。

藁本可以长肌肤，美容可用，风气也能够生万物，藁本是和谐之风，小剂量应用3～5克，可长肌肤，悦颜色。不要一下子用到20～30克，那叫狂风了，就动气血了。

《本草崇原》记载，藁本上治头风痛，中治腹中拘挛急，下治妇人癥瘕积聚。子宫肌瘤可以用它，脱肛、子宫脱垂可以用它，中间腹中拘挛痛也可以用它。

《名医别录》记载，藁本可以辟雾露，什么叫雾露？就是早上望远处，迷蒙蒙，白茫茫一片，为雾露之邪。有些人，一遇到雾露之邪，就打喷嚏，头晕，到岭南瘴气之处，身体都动不了了。

不要紧，藿香正气散可以加藁本，或者生姜加藁本熬茶，马上雾露之邪遂去。

藁本做沐浴、泡脚方面的药，也非常好，加强脚部微循环，花椒加藁本，对脚气有很好的疗效。也可以打成粉做面膜，能开毛窍。

《药性论》记载，藁本能治160种恶风。鬼疰流入腰痛冷，能化小便，去头风疱，通血脉。就是说乱七八糟的腰冷痛，各种邪风入体，它可以祛出去，所以关节走窜痛它可以治。

《日华子本草》讲，藁本治痛，皮肤有瑕疵，以及酒渣鼻粉刺。

为什么它能治酒渣鼻？因为人平卧下去，鼻子就是最高，也叫"巅顶"，所以藁本之气，可既通到脑尖，鼻尖，指尖，还有脚尖，专门走尖的。

所以心尖、心瓣膜、肝尖，这些尖尖的，藁本的气都可以到达这些部位。不要简单地理解为它只是到头顶而已。

《药性赋》记载，藁本其用有二，凡寒气客于太阳经，非此不能除。凡头痛在巅顶上，非此不能除。

寒气在足太阳膀胱经，腰都弯不了，早上起来僵直，后背受凉，所以夏天睡凉席多了，秋天背僵硬，藁本泡酒喝，这背就不僵硬了，因为它整条背部的膀胱经，都让藁本疏通了。

《本经逢原》记载，藁本主头连齿颊痛，为专药，就是说头痛连着牙齿都痛，用白芷这些药的同时，一定要加藁本，头连齿牙痛，白芷配藁本。

《本经逢原》又记载，寒郁，是寒邪郁在足太阳膀胱经，就是遇冷就觉得不舒服，叫寒郁，气机不通了，这时就要用藁本，藁本它就可以松开来。

《本草纲目》记载，藁本治痈疮排脓。

你看所有痈疮，在将好未好之际，都会发痒，非常痒，忍不住要去抓它，风痒，这时就用藁本，藁本一洗过去，就不痒了。

《本草再新》记载，藁本主风湿痛痒，泄泻久痢，拉肚子大便不成形，清阳在下，则生飧泄。用四君子汤加藁本，清阳在上，就不生飧泄了。大便不成形烂烂的，四君子汤加藁本，速愈。

如果一个人有头皮屑，用藁本、白芷等分打成粉末，打得越细越好，渗到头发内，然后去睡觉，第二天就梳掉，如此反复，就可以让头皮屑越来越少。

《新疆中草药手册》记载，凡胃拘挛痛，用藁本5钱，水煎服，即好。这肚腹，痛得拘挛，胃肠管会变扭曲，藁本加苍术可以治。

胃拘挛、胃痛，元胡可以用，但发现加点藁本效果更好。

拘挛之状，用芍药跟藁本，有哪方面不一样？芍药是让它放松，藁本是一进到肚子，它就上头、上表、上脚，舒展气机，风药有舒展的效果，你看春风一来，万物都条达了，通肝气，叫舒展，痛是不是一种紧锁之象？那我就用舒展的药去对治，所以藁本可以治急性胃痛。

《小儿卫生总微论方》记载，治疥癣，藁本煎汤洗浴，并且连衣服都要拿去洗。

《邵氏见闻录》记载，北宋名士夏英公，他是比较有德行跟爵位的，拉肚子老好不了，太医去治，屡治乏效。有一位霍医生，他说这是风在胃肠，要服藁本汤，上升风气，藁本汤以藁本为君药配合川芎、防风、蔓荆子、细辛、羌活等，一派升清阳的药，一剂就好了。

治疗虚泻的有温中法，有利水法，有固涩法，还有升阳法。

张玉林医生，他有一个祖传方子，他统计感冒二百例左右，感冒身体发热畏寒、怕冷，就服用这个藁本汤。汤方是藁本18克为君药，其他的柴胡、荆芥、防风、白芷、细辛、三棱、石膏、半夏、大黄都去辅助它，还用党参益气，如果发高热要加黄芩，咳嗽重加麻黄、杏仁，腹胀加厚朴，腹痛加高良姜，几乎都是二十四小时内退热。二百例里有一百八十例是迅速好的，有些是要几天才好的，总有效率达到92%。这个祖传藁本汤，在感冒发生高热时四个小时服一次，退热止痛效果非常好。

以下摘抄自《安徽中医临床杂志》2003年8月第15卷第4期。

　　藁本汤：藁本 18 克，白芷 18 克，细辛 8 克，党参 30 克，三棱 18 克，生石膏 120 克，柴胡 12 克，荆芥 12 克，防风 12 克，制半夏 18 克，大黄 3 ～ 12 克，煎水分服，高热加黄芪 12 克，咳嗽加麻黄 10 克，杏仁 15 克，腹胀加制川厚朴 18 克，腹痛加高良姜 10 克，便溏改制大黄 5 克，水煎服。

　　祖传藁本汤由十一味药组成，有解热止痛，健脾和中之功效。藁本善治外感头痛、偏头痛、风湿痛，走督脉，主一身之阳；白芷祛风止痛，宣通鼻窍，消痈肿，善走阳明；细辛发散风寒止痛，温肺化饮；柴胡解热，疏肝解郁；石膏善治里热，又解表热；半夏和胃止咳；党参健脾益气；荆芥、防风解表祛风发汗；大黄泻火解毒，泄下通便；三棱行气破血，消积化食。特别是石膏一味，张锡纯说石膏凉而能散，有透表解肌之力，无论外伤内感，用之皆效。藁本汤对外感所致的上呼吸道感染、胃炎、风湿痛、颈椎痛等都收到理想疗效。方中既有太阳经证的药物，又有少阳经、阳明经证的药物，辨证也很简单，无论有无发热，只要有表邪即可应用。

　　藁本治妇人痛经。国医泰斗施今墨先生，他是妇科专家教育家，京城四大名医，他对藁本的运用也是炉火纯青。

　　施老的经验：藁本配当归，可以治疗痛经。

　　有一妇女，她在月经期间跟同事吵嘴，怒气冲冲，回到家里，半路上下起大雨，从头被淋到脚，像落汤鸡。内有郁气，外有邪风，马上浑身痛，月经就不来了，堵在那里，小腹胀，喝了姜枣茶，疼痛减轻，可是从此每到月经期，腹痛如绞，喝姜枣茶只能减轻疼痛，但是下一次又痛，势不可止，最后要吃止痛药方能缓解，不能根治。

　　这时施今墨的弟子想到病人是发生了口角，病因起于嗔恨，然后又加重于雨淋风寒，起于嗔恨要治肝，加重于风寒要治膀胱经，膀胱经主表。那有没有一味药既是风药疏肝解郁，又可以解膀胱经表邪，还可以止子宫痛的？有好多药都可以满足前面两个，但是又止子宫痛的只有藁本，比较少见，所以重用藁本，配合四物汤，再加行气的柴胡、香附。第一次吃下去，不用止痛药了，第二个周期，再服四剂，痛经不再犯，第三个周期再调，好了。而且以前怀孕还怀不上，吃完药调理后还怀孕了。可见藁本对一个人嗔怒又感风冷寒湿有着很好的效果。

看《得配本草》藁本的配伍。

藁本配苍术，可以治疗腹中绞痛。

藁本配木香，可以治疗雾露之邪伤于中焦。

藁本配白芷，可以治疗头皮屑。

藁本配羌活，可以治疗后背痛。

藁本配独活，可以治疗腰痛。

藁本配白术，可以治疗拉肚子。

藁本配当归，可以止痛经。

藁本配桂枝汤，可以治疗痹痛，如关节痛、四肢痛。

藁本配小茴香、吴茱萸，可以治疗疝气痛。

藁本配姜汤调服，可以治疗口角流涎。

口角流涎，第一个是有寒，第二个是清阳不升，清阳一升，口水就流不出来了。所以生姜就是温中，用完口水就会减少，升清阳就用藁本，口水再减少。

第 97 讲

桔 梗

🦋 桔梗载药物有舟楫之能。

桔梗是舟楫之药。

舟有什么作用？能够将物品托起来，石头放在水里会下沉，放在舟里就沉不了，浮起来了，所以枳壳配桔梗，它就浮到胸中治咳嗽。

上个月一位采茶叶的老农，老是咳嗽，问我怎么办？我让他去买枳壳、桔梗各 10 克，拿来煎水喝，第二天就不咳了。

如果我只用桔梗往上升，他会呛，只用枳壳往下降，就治疗腹中气，我要让这气停留在胸中，持续升降，就用枳壳配桔梗，所以自古就有膈上不宽加枳桔，枳壳、桔梗是转胸中大气二妙药。

一次，余老师碰到一名咳嗽痰饮的病人，痰清稀，老是咳不干净，用小青龙汤好转，但不根治，后来余老师就加了枳壳、桔梗下去，根治了。

张仲景的经方也好厉害，能够将巧妙的药物加进去，所以在老师看来，方便善巧的药对，还要积极学，不然你经方吃了七剂，好了六成，枳壳、桔梗下去，圆满。

所以我们非常重视这二药，把它们定义为开天辟地二药，桔梗载药物往上走，到胸，开天；枳壳破胸捶，降气于腹，叫辟地，两个同时用，就是盘

191

古开天辟地。专治心胸狭隘，肚量不大，小肚鸡肠，客家话叫禾毕肠，拐子肚。就是麻雀的肠子，青蛙的肚，太小了。

所以这二药，拓宽心胸无与伦比。

你看到那些皱眉的，无事常生烦恼的，较劲的，噘嘴的，赌气的，生闷气的，吵架的，嫉妒的，总之一切情执，七情之病发于胸，就用胸二药——枳壳、桔梗。你要记住，这两味药就够了，你说有些病人好多痰啊，二陈汤、六君子汤怎么老是好一半，病人脾气大不大？大。好，加治情志的枳壳、桔梗，全好。

七情之病，情轻病亦轻。就七情为病，只要让其情怀纾解，这个病就会减轻。

在古籍上讲，万病郁论，就说各种病都有郁闷存在，郁闷会导致各种病，所以这两个统一起来，就是凡病要治郁，无论是郁导致的病，还是病导致的郁，都要治心胸，治心胸就要戒嗔怒，戒嗔怒的药是什么？枳壳、桔梗二药。

诸气膹郁，皆属于肺。所以有些肺积水、肺积液病人，你看老师为什么在苓桂术甘汤里加枳壳、桔梗，你看肝积水，用小柴胡汤加枳壳桔梗，肝脏的嘛，加王不留行、路路通，通开来了。肾积水，用五苓散加枳壳、桔梗，旋转胸中大气，符合张仲景所讲，大气一转，其病乃散。这个肺积水了，诸气膹郁，皆属于肺。

你看这个好的方子，如通宣理肺丸，里面就有枳壳、桔梗。

有一次我碰到一个动完手术以后肺积水的病人，老是喘气，积水不去，元气就不回，问我怎么办？我让他买通宣理肺丸，吃完以后就没事了。

所以我对枳壳、桔梗钟爱有加，而且它们两个药价钱也不高，老百姓都能接受，此二药，堪称升清降浊二药。

你想一下，人体清浊有序了，何病之有，桔梗升清，枳壳降浊，所以用枳壳煮水泡茶，三五杯下去，敏感一点的人就开始放屁了，胸中的块垒就开始消融了，这个是非常好的。

再看桔梗宣肺利咽，因为它载药物有舟楫之能，往上的，最上的就是肺，所以它宣肺利咽，能让药效长时间作用于咽部，桔梗甘草汤效果奇特。

桔 梗

做宵夜店的虎哥，长期做宵夜店，有的时候做到晚上两三点，着急炒菜，然后咽喉一直咳呛，每天要咳上百下，问我怎么办？我让他用桔梗30克，甘草20克，拿回去泡水也好，煮水也好，反正倒在罐子里，渴了就喝，药专力宏，第二次他就请我到他餐馆去吃饭了，他说多年之疾，终于治愈了。

这个方子真的能帮好多人，而且我为什么能大胆用这方子，因为我有一个师妹，她在中山一个医院的康复科上班，好多病推来推去最后没办法了，就去康复科吧。她说后期好多病人有咳嗽咽痒的症状，她就拿复方甘草片给病人吃，轻的就轻剂量，重的就重剂量。然后再按摩列缺，列缺这个穴位有气有缺口，按摩列缺，或者穴位敷贴，把它搞热，就这两招，复方甘草片加列缺穴。

我跟她交流的时候，发现她对这慢性咳久不愈的干预，只要不是肺癌的顽固疑难咳嗽，几乎都是十愈八九。

当时我就很重视甘草，后来发现再配合桔梗，效果就更好。

桔梗还能够祛痰排脓，咳吐脓浊一样的痰，老咳吐不干净，就用小陷胸汤。

一个病人咳吐黏稠黄痰，用小陷胸汤加枳壳、桔梗。你要记住，这五味药几乎对所有的黏痰、黄痰，效果非常好，越黏越黄越难咳效果越好。瓜蒌可以用全瓜蒌，30克、50克的用，黄连、半夏、瓜蒌，黄连把黄痰变白，半夏将浓痰变稀，瓜蒌让痰浊排出体外。

这瓜蒌，我们去验证过，当时秋天采完瓜蒌回来，大家晚上就煮水喝了，那瓜蒌滑滑的，掰开来，晒干，药房用一部分煮水试喝，喝下去，课没听完，大家就坐不住了，课一听完，纷纷跑厕所，但它不是拉肚子，它是滑肠，就是说拉大便像肥皂一样，一下就滑出来，那些痰浊哗哗就滑出来了，这胸中就为之一清。

所以用连夏蒌加枳壳、桔梗，几乎没有拿不下来的黄痰、黏痰、腻痰、稠痰，痰又为百病之源，你掌握了这个方，不就是掌握疑难杂症的一把钥匙吗？然后再分清寒热虚实，那你治病，将立于不败之地。

无论外感内伤，寒热虚实的咳嗽，用桔梗皆佳。

"止嗽散用桔甘前，紫菀荆陈百部研"。看到没有，感冒后咳嗽尾巴老断不了，用止嗽散，就止住了，这个方子是外感的可以，内伤的也可以。内伤咳嗽久不愈，四君子汤、六君子汤加胸三药枳壳、桔梗、木香，也可以止咳嗽。

还有杏苏饮、桑菊饮，都是利用桔梗祛痰宣肺的效果，肺盖一宣，这咳嗽就会好。

桔梗对于小便不通，大便不畅有奇效，这点少有人知道，大部分人只知道它宣肺祛痰，只知道它为舟楫之剂，只知道它可以利咽开音，但不知道它能通利二便。桔梗通利二便，不像大黄、牵牛子是直接泻的，它可用于那种泻药泻下去，又泻不出的情形，这是为什么？表闭，比如说有些人秋冬天天气转冷，受冷了，小便好难解，冻僵了。

这时我们要开毛孔，为什么？因为毛窍就是小肛门，肛门是大毛窍，因为你看是不是人体所有的孔，都有开合的能力，这桔梗能够宣肺，肺主皮毛。那桔梗能让通身的皮毛往外宣，往外宣的同时，痰往外排，鼻窍往外开，然后你的小便大便是不是统统往外排？是，这叫带动效应。通宣理肺以后，小便量也足了，大便量也足了，都往外宣，往外喷射，那么我们把人体的胃视为中心，那么外面是什么？

肌表都在外面，脚也是外，头也是外，鼻子也是外，肛门也是外，就是说由内往外发，像这太极的掤劲，掤捋挤按，掤长，掤出去，人体内就不会有积液。所以拳术上的好多术语，如移步换形、掤捋挤按，仔细去研磨咏春的术语和章法，然后用在药物的表述里，就会得到好多智慧。

古人碰到水肿小便不利的病人，用茯苓、泽泻之类的利尿药，还会加桔梗、杏仁、苏叶，起到提壶揭盖效果。

像潮汕人泡茶，壶盖一提，水就从茶壶嘴出来。

这肺盖一提，大肠跟膀胱的浊气就会下来。《神农本草经》记载，桔梗主治胸胁痛如刀刺，有哪个名方用到桔梗？血府逐瘀汤，胸胁痛如刀刺，听到"刀刺"二字，就会想到跌打伤，胸隔膜以上的跌打伤，通通可以用桔梗，这个血府逐瘀汤，靠桔梗使药物停留在胸中。

下一句"腹满肠鸣幽幽"，哪个名方用到桔梗？腹满，肠鸣幽幽，有振水音，参苓白术散用桔梗。

参苓白术散为什么治疗腹中有振水音，泄泻，便溏？清阳在下，则生飧泄。那桔梗帮清阳载上来，就不泻了，所以参苓白术散，加了桔梗效果就不一样了。

桔梗又主惊恐悸气，有哪个治惊恐悸气的名方用桔梗？惊恐，害怕，紧张，明天又考试了，好紧张，天王补心丹可以治疗书生读书以后，心惊胆战，心慌心悸，六神无主，过用心血。

天王补心丹中有桔梗，配合朱砂，有什么作用？安神，主惊恐悸气，因为人惊恐悸气的时候，气往哪里走？往脚，所以脚就抖，站不稳，害怕。

一位90岁的老人，经常担忧他几个儿子关系不好，所以他自己腿脚就不行了。

有一次他儿子们因为这个地发生争执，他腿脚软得一下子不能骑自行车了。我让他买点天王补心丹来，因为他气堕下去了，害怕。

然后叫他吃天王补心丹，一把气提起来，神镇下去，骑自行车又没事了。

这个方子真好，天王补心非常威猛的，你看桔梗往上提气，所以中医治疗害怕，怎么治？补气提气治害怕。一提气，人就可以跳起来了。一旦怕，人就"掉"下去。所以用桔梗来提气，你看张锡纯升陷汤把气往上升的，就是治惊恐、心悸、害怕的。

中医不是看表象病名，无论他多么害怕，就把气提起来，他就舒服了，就不心悸怔忡了。提气，要记住，像武术一样把气提起来，气一振奋就不再害怕了。

如果人忧愁眉头紧锁，这是结，结者散之，就要散气。下陷者，升举之。怒发冲冠，上冲者，下引之。治病就这三招，三板斧。余老师总结是道门的田甲申由。

四个字，田甲申由，你基本上立于不败之地。

田法，就是一个人完全没力，亏虚，像脱力，用补中益气汤加仙鹤草、大枣、肉苁蓉、巴戟天、牛大力，田它就有力了。

这地方低陷下去，不能种菜，好，那我搞些土来填它，让它造田，它就有实力了，叫田法，田地的田。

什么叫甲法？甲，你看万物先长什么，先长根，就那一条根往下走，所以哪一种类型的人用甲法？亢奋、激动、易怒的，统统用甲法。

天麻钩藤饮，羚角、钩藤，还有三黄泻心汤，这些统统是甲法，往下走的。

那什么用由法？由法就刚才讲的，惊恐悸气下坠了，下坠一个由字，它就有一条线往上冲，把它提起来，补中益气汤升陷，下陷了将其提起来，叫由法。

那什么叫做申法？这个申字它是田、甲、由的合体，你看往上又冲，往下又冲，就是说团在中间了，一团能量积在这里，所有的包块都要用申法。

"半夏厚朴痰气疏，茯苓生姜共紫苏"，有紫苏往上的，也有半夏、厚朴往下走的，这是什么法呢？有药往上下走，谓之申法，所以身体的一些积聚，如乳腺增生、子宫肌瘤、卵巢囊肿、梅核气，用申法，结者散之。

悲观消极的病人，就用由法，我立马补中益气汤加桔梗，余老师最多加减一两味药。

又过来一个高血压病人，我立马天麻钩藤饮。余老师最多加点大黄、鸡屎藤，通肠，让大便排得更快，血压降得更快速。

看到一个虚羸少气的病人，懒洋洋，不想讲话，用田法，填充它补充它，好，八珍汤。看到没有，今天是传法，真的是传法，就是说你们不会执着于某个单方上。

守住这个法跟眼目，蜗牛都可以爬上金字塔顶。

《名医别录》讲，桔梗治咽喉痛，少阴病咽喉痛，就是咽喉痛日久的，我用桔梗、甘草治了好多老师的咽喉炎。

《药性论》讲，桔梗能够消积聚痰涎，主肺气咳嗽，除腹中冷痛，去小儿惊痫。

这些都跟肺有痰浊有关，肺为储痰之器，所以肺里有痰可以用桔梗。

老师想到用桔梗的时候，特别要想到现在环境不好，所以好多人适合用桔梗，助肺排痰，有些人烟抽多了、酒喝多了，怎么办？这烟伤肺，酒伐肝，那我就给你用点香附、桔梗，香附顺肝气，桔梗排肺浊，诸气膹郁的病就好了。

《本草衍义》记录，桔梗可以治疗肺热，有些人忘了喝水以后，肺好燥热啊，就用桔梗，它是润的。

桔梗为舟楫之剂，比如说你用大黄，要把胸中的痰浊积水泻下去，必须配桔梗，为什么呢？大黄性速譬如铁石入江，非舟楫不载，舟楫将它载起来，再把这胸中之痰堕下去。

有些人痰浊扰心胸睡不着觉，用大黄，他拉肚子，但是痰还是在胸中，加了桔梗，痰就会从大肠排出去。

大黄配桔梗，可以排肺里痰浊。这个是非常好的。

大叶性肺炎，用千金苇茎汤加大黄、桔梗，肺里的痰就会排得干干净净。

《本草纲目》记载，桔梗主口舌生疮，目赤肿痛。五官这些疮痛，它可以透散。肺诸气膹郁，郁在那里，气血不流通，就会发热，热极了就会生火，火极了会变疮，疮往上走就会口烂赤目，治病要求其根，所以我们就解一个郁字。

《本草崇原》说，桔梗治少阳胁肋痛。

小柴胡汤加桔梗，可以治疗胸肋痛。

上焦胸痹，瓜蒌薤白桂枝汤加桔梗，可以治疗胸中像电击一样痹痛。

中焦肠鸣，四君子汤加桔梗，可以治疗肠鸣。

下焦腹满，朴姜半草人参汤，也可以加桔梗。

凡惊则气乱，恐则气下，悲则气消，桔梗都可以往上提，所以桔梗是上提药。

为什么咽干口燥可以用桔梗？因为水一喝下去，水往低处流，像这井一样，都是井底有水，那井面呢？井面我们伸一条绳索，往上一打就上来了，就润井边。所以桔梗可以提下焦肾水来润肺，令金水相生，更加和谐圆融，鱼水相融。

所以桔梗配麦冬、生地，咽喉玉润珠滑，这喉咙就比较滋润。

《千金方》记载，喉痹及毒气在咽，用桔梗2两，水煎服，顿服，就可以治。

《简要济众方》记载，咳嗽气急不定，也用桔梗1两半，打为散，还要用童便半升煮取来服用。

《苏沈良方》记载，枳壳汤治伤寒痞气，胸满欲死，枳壳汤是什么？枳壳、桔梗两味药各1两煮水，专门治疗痞气在胸，胸满欲死。就有些人胸中满胀得要寻死觅活了，枳壳汤下去，好了。

孟景春是一名中医大家，他用桔梗配升麻、柴胡非常好，那些脱肛的，脱垂的，老化的，用这个好。

人老了，腰会弯，背会驼，头会往下垂，这种垂不是谦虚，而是衰老，凋落，像落叶一样，要提他的颈。所以老年人最怕倒天柱，下巴碰到胸口，抬不起来了，他的寿命就按月来计算了。怎么办？补中益气汤加桔梗、丹参、葛根长期服用，丹参治倒天柱奇效，葛根入颈，桔梗从前面将肺气往上提。葛根从后面将督脉、膀胱经往上提，丹参从心中通到脑上去。所以补中益气汤让腹中充满中气，上面需要多少力就给你多少。

然后就会形成一个现象，老年人慢慢地头就正了，真是气足了骨子正，气虚骨子弯，你想坐正都是歪的。

以前的武术家为什么又是医家，因为懂医了以后，桩站不好站不稳的，自己搞一些行气活血，补中益气的药，用了以后，这气足桩自正，就没那么辛苦。

你看这升陷汤，黄芪18克，知母9克，柴胡、桔梗各4.5克，升麻3克。

在补中益气汤的基础，加桔梗、升麻、柴胡。为什么呢？使气更能上行，不至于下陷。

为什么加知母？凡物升极必降，升不可过亢，不加知母的话，吃了头会晕的，气怎么不断地往上走，知母把它往下润，所以黄芪有云升之妙，知母有雨降之巧。

此二药是张锡纯最善用的，治疗大气下陷，胸中整个大气往下掉了，心慌掉气，总之就是提不起气。练武之人最害怕的是什么？胸中没气了，提不起气。为什么到了四十岁以后，就不要谈打打杀杀的，像体育界运动员到三四十岁就退役了，为什么？因为他们已经过了登峰造极武斗的时候了，他想到那里，气至则动作至，形至。可是手到不了那里，即使勉强到那里，可是心脏受不了，恢复没那么好，这时怎么办？用升陷汤，就可以修复内伤，记住一切内伤都是元气亏虚的表现。

升陷汤一升起来的话，元气立马过去，把那些瘀血清掉。所以令下陷之气达胸中贯四旁，升陷汤、补中益气汤或者张景岳的举元煎，举元煎跟升陷汤一个道理，举元煎是把元气举起来。

朱肱有一本《活人书》，治疗胸中痞闷不舒，用桔梗配枳壳，通肺系，利胸膈，宽大肠，治疗痰饮不利，咳嗽呕吐，效果非常好。

如果加旋覆花的话，那痰饮化得更快，旋覆花治疗肺痰为什么那么好，是什么道理？因为诸花皆升，唯旋覆独降，旋覆入身体，吃进胃里，它就贯到肺里，然后再覆盖下去，再排到肠，是这样走的，它跟一般药不一样，诸花皆升，旋覆它也带有升性，但它整体是往下走的。

诸子皆降，唯苍耳蔓荆独升，苍耳子、蔓荆子吃到肚子里，子降下去到督脉后背再冲上来，再把鼻窍冲开。枸杞子不一样，它一吃下去，就归到肾了，它就没有来一个回马枪，苍耳子、蔓荆子就有。所以吃苍耳子、蔓荆子时，觉得会出汗，毛孔、鼻孔会变大。

有人说，这鼻门大，财门就大，但鼻子又是天生的，有没有办法让鼻门变大？有平时偶尔买点感冒冲剂吃吃，含有苍耳子、蔓荆子的，记住千万不要吃凉饮，吃了就会变吝啬，凉饮吃多了，它不单会伤胃，它还会让人变得吝啬，如果觉得最近不想去帮人，不想伸援手了，赶紧去发汗，去解表，表解一身轻，你就有一种正能量传播。

所以练武的人，是最警惕的，身边的坏习气一出现，他立马像灵敏的狸猫一样，就把这坏习气的老鼠给逮着了，嗅觉非常灵敏。

我们看《得配本草》桔梗的配伍。

如果一个人目赤肿痛，桔梗配大黄、栀子，一剂见效。

如果一个人感受了瘟疫之毒，桔梗配大黄、大力子，可以好。

肺痿，肺不张，肺结核后期，桔梗可以配阿胶。

如果嗓子音都发不出来，桔梗配诃子。

如果一个人胸闷欲死，桔梗配枳壳。

如果咽喉肿痛痒，桔梗配甘草、荆芥。

如果肺痈咳痰，脓痰如米粥，黏稠的，桔梗要配瓜蒌。

如果一个人痰多大便又不通，桔梗配大黄，即凉膈散。

如果一个人咳嗽久不愈，桔梗要配紫菀、百部、款冬花，可以治。

风寒咳嗽，桔梗一般配杏仁、苏叶。

风热咳嗽，桔梗一般配桑叶、菊花。

声音沙哑，桔梗一般配蝉蜕，因为知了叫得最亮。

咽喉肿痛，桔梗一般配牛蒡子、玄参，玄参治结热毒痈，清利咽膈。

如果是咳吐腥臭脓痰，桔梗一定要配鱼腥草跟贝母，治疗肺痈，效果非常好。

杜 仲

🦋 杜仲壮腰膝而补肾。

杜仲，壮腰要药。打断了骨头连着筋，讲的就是杜仲，把杜仲的皮打断了，一拉，成丝的。

这些粘丝有着黏合筋骨、修复关节的作用。

所以杜仲配骨碎补、续断，再加四物汤，可用于一切跌打伤，有助于骨头的修复。

这个方子是佛山那边的朋友用得好，给老师反映的。他说他以前对跌打伤，都是一片空白，后来看到老师这样讲后，拿去用，没有不效的，所以伤科以这个组方为神妙，四物汤补气血，杜仲、骨碎补兼续断，黏附阴阳，接断筋骨，可以接这些断损的筋骨。

他说碰到一个老婶，她腕关节老容易脱臼，一不小心就拉伤了，觉得好像断了，不听使唤，自从用了四物汤加骨碎补、续断、杜仲以后，那种固秘的感觉就来了，身体无论怎么拉扯，都没有以前那种脱断之感。

老师认为，四物汤加骨碎补、杜仲、续断有抗脱臼的效果，能够让骨髓更固秘，经络系统更牢固。

杜仲虽然是树皮，但却能补肝肾、强筋骨、安胎元。

　　杜仲补肝肾，治肝炎。老师曾经拜访过一位武汉的老中医，他擅长治疗肝炎，很喜欢用杜仲、菟丝子，专门治疗慢性肝炎，恢复效果还不错，他都不靠广告，全部靠口碑，病人治好了，再带病人过来。

　　这样的医生往往比较厉害，就是凭拳头实战说话的。

　　然后我问他为什么？他说这个慢性肝炎要治什么？要治肝，治肝要治什么？治肝要治两样东西，第一要治筋，肝主筋；第二要治肾，水生木，就是既要能够用药来达到强筋骨的效果，又要能够有补肾的作用，那就是杜仲、枸杞子、菟丝子，这几味药都可以强筋骨、补肝肾、安胎元，所以这几味药随便加到养肝的逍遥散、柴胡疏肝散，你发现这个肝的能量就大了，母强子壮，水足木旺，水气一充足以后，草木欣欣，这个山上干旱的地方赤壁千里。

　　这种补水的思路，老师是非常崇敬的。

　　杜仲树皮里有一种叫杜仲胶的，像橡胶一样，用刀切难以切断，跟杜仲皮连在一起。故取其黏附之象，可以接筋续骨，与续断同功。

　　杜仲用药，一般要炒过，杜仲胶才能充分地分解。用盐水炒，加强它入肾之功，所以叫盐炒杜仲，这是比较圆满的。

　　民间有句顺口溜叫腰杆痛，服杜仲，像杜仲煮猪腰，杜仲煮出的汁去炒腰花，将猪腰切成一朵朵花瓣一样，腰酸腿痛可以吃这个。

　　二村以前一个村长，他这个腰酸弯不下，吃药吃烦了。我让他用杜仲炒腰花。

　　用杜仲熬出来的汁水炒猪腰，吃了三次，这腰酸就好了，腰也不痛了。

　　杜仲号称什么？号称穷人的人参，比如穷人体虚劳倦，慢性劳损筋骨痛，又想补一补，搞点黄芪、杜仲，这两味药不太贵，煎水举家都可以喝，全家人疲劳了，在外面干活年底回到家，身体劳损劳累一年，需要好好修复一下，杜仲、黄芪煮水效果好。

　　现代研究认为，杜仲能够降血压，补肾的药能够降血压，不可思议，一般降血压的是清热解毒泻火、通便通腑、疏通经络、滋阴凉血的，杜仲为什

么降血压？杜仲降血压就是补肾降血压。因为西方医学也认为，有些是肾性
高血压。

肾虚了木火就会上炎，叫水亏则木燥，木燥则火裂。燥烈嘛，你看天干
地冻的时候，水少了，那木就干燥，干燥一下子就烧山火了，所以水亏了先
木燥，怎么知道水亏？去做一些归元功的动作，"两手攀足固肾腰"，手尖
手根点不了地就是水亏。

八段锦既是强身健体的动作，也是检验身体的标准，两手攀足能不能够
到涌泉穴，够得到说明肾还可以，够不到，明显已经水亏木燥，下一步就是
火旺，火旺的表现是什么？口舌生疮，高血压，失眠。这时你晚上喝一两碗
杜仲水，第二天起来，血压正常了，神清气爽了，口疮也好了。

这是老师在谢屋村治病的时候，一名病人的反映，这名病人是做大厨的，
做厨师以后，口舌生疮，心中焦虑，也经常熬夜，然后就是给他补肾。

给他补肾以后，血压降下来了，口疮也没了。方法就是半夏泻心汤加杜
仲跟菖蒲，因为菖连饮可以治疗口舌生疮，半夏泻心汤降胃，胃气降则肝气降，
厥阴不降，求之阳明。

降阳明的第一等方，就是半夏泻心汤。半夏泻心汤治疗什么，心下痞，
心下是什么，心下就是胃，所以降胃即是平肝。

有些人说，怎么疏肝、平肝、通肝，血压都降不了。加二陈汤、温胆汤
或半夏泻心汤，把胃轮降下去，肝轮就下去了，把肾轮一补，这个虚火就不
亢了，这个是思路，有思路就有出路。

年轻人很少高血压，大都是老年人高血压，年轻人你大胆地疏通经络，
清热降火就好了，老年人就得给他壮腰肾。

《神农本草经》记载，杜仲主腰脊痛。所以腰闪到了，杜仲、金毛狗脊
各50克煮水，这个腰脊痛一次药都好个七八。

补中。胃下垂，杜仲的丝可以让它回来，像玩可以拉伸的扑克牌一样，
让它回位，所以杜仲它可以回位，位是位置的位。

比如说年老以后脏腑离位，脱位了，特别是瘦人，胃下垂的多，那简单，用补中益气汤加杜仲，让它回位，就是回归原来的位置。

益精气。精是精血，气是元气，精血元气是生化之源。

杜仲益精气，可以让人有子，就是说精子、卵子活力数量不够多的，可以选择五子衍宗丸加杜仲，加强精子、卵子的活力。

坚筋骨。精疲力尽，貌悴骨枯，现在好多这样的人，就是说疲劳，精疲力尽，我们就要坚筋骨。什么叫貌悴骨枯？就是容貌，看起来好憔悴，筋骨看起来快要干枯了，这骨头弯下去了。貌悴骨枯，用杜仲。可以用举元煎、升陷汤，治疗疲劳虚疲的时候加杜仲，可以坚强筋骨。

强志，现在的孩子大都吃不了苦，因为在蜜糖罐里养太久了。要让孩子发育得好，关键时刻可以吃杜仲、桑寄生。

就是说在孩子十五六岁咽喉开始变音的时候，想要发育满壮，可以用杜仲跟桑寄生，但轻易不要用枸杞子，为什么呢？因为枸杞子容易让人纵欲，枸杞叫红果，离家千里，勿食枸杞，就是动邪念淫念比较厉害。

杜仲跟桑寄生就好一点，为什么？它们安胎元，而且是寿胎方里的药，它们可以使胎元牢固的。

强志，吾十五志于学，你说你的小孩子怎么老是不上心，读书不起劲呢？不要紧，曾老师告诉你，可以让他服四君子汤加杜仲跟桑寄生，杜仲强志，吾十五志于学，人会有骨气，补肾的药大都会让人有骨气，强筋的药大多让人有筋力，这筋骨的筋，因为肝将军是勇战的，肾是作巧的，它可以做出精细的题目来，所以高考状元、中考才子、奥数夺魁的，还有画画、数学、音乐等各有所长的，他们都有饱满的肾气。

他的肾气一流失，这些优势就跟他没关系了。

所以为什么人学习要趁年少，因为一旦上点年纪了，从学功夫就看得出来，修学的断续性就来了。

所以对于这种修学相续性容易间断怎么办？用知柏地黄丸加杜仲、续断，杜仲坚筋骨，续断续血脉，知柏地黄丸苦能坚，让人有坚韧的毅力。

杜仲还可以除阴下湿痒，特别是白带，所以白带用完带汤怎么都治不好，长期好不了，一定要加盐炒杜仲，效果特别好，特别是尿频尿急尿滴沥，一喝水下面尿就来，这个膀胱存不住尿水。

杜仲对于小便余沥、阴下湿痒有奇效，昨天有个学生临走前问："曾医生，秋冬天很容易出阴汗怎么办？"我说："因为肾虚，封藏不够，可以服用黄芪杜仲水。"

因为古籍讲了，这个阴下痒湿，小便余沥，秋冬天冷了，老跑厕所，小便余沥，一次又尿不多，像三月里的小雨渐沥沥的，老是解不干净，你看，那些治疗前列腺炎尿频急的，用到杜仲的人，一般是读过《神农本草经》的。

你看一个中医一用到完带汤加杜仲，高手，完带汤是《傅青主女科》收白带相当好的名方，带下清稀的，几乎一剂就见效，想要根治的话，加盐炒杜仲，肾马上就封藏关闭了，水就从膀胱出了。

《名医别录》记载，治脚中酸疼痛，不欲践地，这句话用得好。

昨天局长找到我，他说："我现在都蒙了，医生叫我运动，又叫我不能动，我该怎么办？"生命在于运动，但是有骨刺又不能动。

不欲践地就是说，身体需要动，但是他又不能够多动，那怎么办？那就熬点杜仲水，脚酸痛有骨刺不欲践地，践就是实践，践踏。

你看这老年人他脚小心翼翼的，走下一步楼梯都要想一想，赶紧用杜仲、核桃这些药，一下去腿脚有力，也敢踏地。

因为肾主腰脚，若人向老，下元先衰。这句话是叶天士讲的，下元就是人体的肾，主腰脚。

所以要去骨刺，杜仲助封藏，加威灵仙之类的药。

《药性论》记录，肾冷腰痛，必用杜仲。

肾冷，背后凉冷，肾着汤要加杜仲。有些腰特别沉重。沉重那就肾着汤，白术、茯苓、干姜、甘草，得心应手，可是病人说吃了这个药湿去了，腰是没那么沉重，可是后背腰还容易觉得冷，加炒杜仲，这冷感就去掉了。

所以炒杜仲配合干姜、肉桂可以去掉腰冷；茯苓、白术配合干姜，可以治疗腰湿；独活、羌活配合干姜可以治疗腰风，腰部的风要加羌活、独活，腰部沉重，要重用茯苓、白术。腰冷，要加杜仲、肉桂，肉桂点命门之火，能够起双肾之阳。

风、寒、湿你都懂得辨证了，这个腰病就全都会治了。

风、寒、湿讲了，那湿热呢？如果碰到湿热了，尿黄赤，就要用四妙散。

《本草蒙筌》记录，腰痛不能屈伸者神功，足疼不能践地者立效。

你看这腰疼，屈伸不了，强直性脊柱炎，好，让病人走九宫桩，转来转去，像泥鳅一样，九宫桩最后变成蜈蚣了，就是说你不用看了，所有都是走八字就对了，各个角度不断走八字，最后连数字都忘了，这叫九宫桩。腰不能屈伸的就搞定了。

那足疼呢，不能践地，也是杜仲。

杜仲还能除阴囊湿痒，止小水梦遗，就是小便频易梦遗，阴囊潮湿，杜仲可以治，这个是阴囊潮湿的古籍记载。

《景岳全书》记录，杜仲气温，暖子宫，杜仲性固，安胎元。

杜仲是温的，可以暖子宫，所以杜仲配紫石英，可以治什么？治多年宫寒无子。杜仲配菟丝子、川续断，可以组成寿胎丸，让胎元更长寿。所以习惯性流产必用寿胎丸。

《药性歌括四百味》讲到，杜仲甘温，腰疼脚弱，阳痿尿频，安胎良药。

前面全讲了，这个腰疼脚弱老化病，杜仲不单是治腰疼，它是抗衰老的，所以每天都可以服一点黄芪杜仲水，吃了以后这个腿脚会麻利一点。

阳痿尿频，是年老衰老的体现，病人单腿独立站不了多久，容易晃，让病人坐下去再起来，不靠手扶，他很难起得来。如果两个动作都做得到，说明人还没老，做不到，说明岁数虽然没到，但人已老，半百而衰了。所以练功真的有很多好处。

还有第三个标准，就是尿存不住。以前练功之人，不是一有小便就放的，一有小便还要气化一下。早上起来，第一泡尿容易排掉，然后再喝水，第二泡尿不要轻易排掉，就要去练，这是练功家之秘。

《本草纲目》记录，杜仲，古方只知道滋肾，唯独王好古认为它是肝经气分药，润肝燥，补肝虚，发前人所未发，肝主筋，肾主骨，肾充则骨强，肝充则筋健，屈伸自如，皆属于强筋健骨。

杜仲色紫而润，味甘而微辛，其气温平，甘温能够补，微辛可以润，所以入肾补肾，入肝补肝，母能令子旺，子能令母实。所以这是肝肾并补之药。

"杞子女贞，并补肝肾"。

"鹤虱榧子，均杀三虫"。

枸杞子、女贞子再加杜仲，并补肝肾。

所以治疗最顽固的风湿顽痹，手像废手一样，展不开了，用独活寄生丸。

当时我在山林里碰到好多风湿顽痹的病人，采茶叶的茶农，他们雾露的时候就出去了，有些人伤精邪淫或者夫妻同房以后，第二天再受雾露一冻，关节展不开。平时壮的时候，风里来雨里去没事，但是虚的时候，又熬夜炒茶，第二天又得再去摘茶采茶，一疲劳，风寒湿一入，邪之所凑，其气必虚，关节马上就僵硬，展不开来。本来洗菜轻松弯下，现在要慢慢地下腰了，僵硬了。

然后余老师知道了，他就打电话过来，说用独活寄生汤对付寒湿腰痛无往不利，严重的要配合蜈蚣、乌梢蛇。

但是医家慈悲，一般不轻易用动物药，但已经瘫痪了，动不了了，不得已而用之，一般独活寄生汤加丹参、穿破石就够了，服完以后，腰手的活动度明显变大了，活动度变大就是健康长寿的表现，人活动度变小了，像这寒蝉凄切，知了飞不了了，这就是衰老之象、病老之象。

《简便单方》记载，频频堕胎，或者三四月自动就堕，这叫习惯性流产。

在孕期前两个月常用杜仲、续断跟山药做成的药丸子来服用，就会稳固胎元。

《圣济总录》记载，妇人胞胎不安，用杜仲不计多少，去掉粗皮，焙干以后打成粉末，煮大枣，糊为丸，服用可愈。

然后有人说："现在习惯性流产胎元不固的好少啊，也轮不到我来治，不用学这个方子。"

不，这个方子有巧妙，你看流产是什么？胎元肾不固，不藏，就是说用这寿胎丸治一切不封藏之病，没有不效的，因为胎元它都可以巩固。

那么老年人迎风就流泪，是不是不封藏？吹阵风就流鼻涕，流鼻涕轻者就用黄芪固气，重者必用杜仲补肾，初起的我们可以玉屏风散，玉屏风散还固不住，那加杜仲就固得住了，为什么呢？因为初病伤肺，中病伤脾胃，久病伤肾。

初病用防风、黄芪就好了，中病就用防风、黄芪、白术，久病就用防风、黄芪、白术、杜仲。

老师用这个简直无往不利，小孩子流鼻涕，多年就是好不了，用什么样的消炎药都好不了。玉屏风散再加杜仲吃下去。第二剂好了。

因为我一听他好久都治不好，知道开玉屏风散只能小满意，如果再加杜仲就大满意。

所以小孩子我都用杜仲，因为我把他当作元气不固，肾不收藏，说白了这孩子先天不足，有好多病，小孩子十岁前非常难缠的，百换良医乏效的，一定是先天不足，第一要治肾，所以钱乙发明了六味地黄丸；第二要练武艺，重新塑造筋骨，脱胎换骨，只有这两种情况，可以逆转乾坤。

刚才讲到了，老年迎风流泪，小孩子流鼻涕，中老年人流口水，耳里流清稀样的液体，肾开窍于耳，就大量用炒杜仲，一次就好。

还有晚上出虚汗，盗汗，盗汗盗到哪里去了？盗到肾里，肾封藏不够，就会出现尿余沥、白带、泌乳等，总之就说这些乱七八糟封藏不了的病症。你一看这病，怎么看？看其象，象是因为疏泄过度的，血压高，还是封藏不了的。一个人疲劳，疲劳到什么程度，疲劳到快要散架了。好，用杜仲，我用药物的橡胶帮你粘回来。

累得关节好像脱臼散架了，过两天还恢复不了，赶紧熬杜仲黄芪水，喝下去像这木偶戏一样，一抽，那绳子一拉紧，整个人就活了，绳子一放松了，整个木偶就散架了。

杜仲粘丝，那就是提线木偶，明白没有，若懂得老师讲的这个象，临床上一定会有意想不到的效果。

《陕西中医杂志》记载，用杜仲皮片，这皮做成的药片，每片含杜仲5克左右，治疗高血压病，每次两片，每日三次降压效果明显。记住，我们要买纯中药的杜仲皮片。

看到家里老人血压高，又容易发脾气，又经常扶腰，这个毫无疑问，就两个动作就已经暴露了肾虚，血压高，买杜仲皮片去，送礼一下子就送到心坎儿上去了。

《本草纲目》记载，有个少年新婚以后，得了软脚病，一走路就软下去，因为肾虚，可是多方治疗没治好。

有一个铃医，就是摇铃铛的走方郎中，他说这个肯定是新婚夫妻房事过度，腰酸腿软，用杜仲一味，每次用1两，半酒半水煎服，一半酒一半水，酒能够壮肝胆，有助于杜仲里头的物质融解出来。你看好多泡酒的，药物平时煮不出来的，用酒煮就能出来，它就有这个效果。

这样杜仲就发挥到淋漓尽致了，补肾的这些药品，放点酒去煮，它可以将药物的有效成分更充分饱满地释放出来，服用以后发现，一天有感觉，两天能够站起来，三天能够走路，再吃三天痊愈。

《谦斋医学讲稿》真是非常好的书籍，你得到这本讲稿以后，在乡村行医都行得开，这是非常好的。

一般肾虚腰痛，痛又不是很剧烈，一劳累过度又加重的，没有其他特别明显症状，直接杜仲煮腰花，效果良好，这个猪腰一兑，洗干净切碎，炒杜仲30～50克，加黄酒和盐少许，直接就是水两碗，文火闷酥了，分两次，连汤带猪腰吃了，此食疗之法，一般连服三五剂，这个疲劳腰痛就会痊愈。

别人要用几百近一千块钱，甚至好辛苦，不一定能治好，你就轻轻松松，而且口感好，就把腰病治好了。

未来治病，老师认为，除了追求疗效外，可能还要追求口感。

老年人，腰腿抽筋，诸痉项强，皆属于湿，腰腿抽筋可以用小伸筋草除湿伸筋，加杜仲补肾，肾主腰脚嘛。

你说我怎么用小伸筋草、芍药、甘草，抽筋好了，但是又复发？记住我们的方子治抽筋是立竿见效，但是一两个月后它又复发，怎么办？加杜仲就不复发了。因为复发大多是筋骨弱，肾虚，母强子壮，骨壮则筋牢。

《得配本草》记载杜仲的配伍。

杜仲配菟丝子，可以有助于生子。

杜仲配白术，可以治疗泄泻。

杜仲配苍术、白果，可以治疗白带量多。

杜仲配牡蛎，可以治疗虚汗。杜仲配糯米、山药、菟丝子，可以治胎动不安。

杜仲配当归，可以治疗肝炎，木燥起火，肝火上炎。

你看有些人用清肝火、解肝毒的药，如龙胆草、黄芩、苦参，他突然间加了当归跟杜仲，高手，一定是高手，为什么呢？木起火了，这边直接凉降它，那边就滋水去润它。虚火一动，上面要清其火，治其标，下面要补其水，治其母，治其本。

你再看一个人，他治疗关节痛，用羌活胜湿汤一派猛烈的药，突然间加点杜仲跟当归，高手，为什么？因为用了羌活、独活后，病人吃了，咽喉就哑了，加了当归、杜仲，就不哑了，就是引火归元，为什么？木燥起火。

这是李克绍老先生屡用屡效的经验。

有人说，用祛风湿的，那风湿没去，火倒被他搞起来了。赶紧加点当归，润的，杜仲是纳的，记住一定要盐炒杜仲。

还有腰酸，酸一般是湿，所以杜仲要配干姜，杜仲姜汁炒，治疗腰酸；腰痛的话，杜仲就要酒炒，为什么？酒辛香定痛祛寒湿也。

腰酸，我就当湿治、当虚治，所以我杜仲就姜炒；腰痛，痛就当气血不通痹证治，所以我就酒炒。

记住，一个杜仲可以多用的。

肝肾不足，有个青娥丸，这个不单是治腰痛，膝软无力的，它还是返老还童药。

破故纸就是补骨脂，补骨髓油，骨髓油足人就容光焕发。

胡桃肉跟杜仲配一起，纳气归田。

阳痿，杜仲要配五味子。

尿频，杜仲可以配菟丝子、五味子。

还有肝阳上亢，头晕目眩，杜仲要配白芍、夏枯草，效果非常好。白芍让肝更软一点，就是说心柔百病息，杜仲让肾精更壮一点，正强邪不干，夏枯草让肝火退一点，不要郁结了。

一个降肝火，一个柔肝阴，一个补肾精。

所以杜仲、白芍、夏枯草，治疗高血压没有不见效的，你看这高血压好久了，重用杜仲；高血压脾气火暴，声音咄咄逼人，重用夏枯草；这个太刚硬了，讲话听不进去，多用点白芍柔柔肝。整体就是这样，辨证好灵活，你懂得药性以后，那名方小柴胡汤，就像九节鞭一样，随便一甩，哪种兵器你都可以破它。

所以不在乎学多少汤方，在于能否将一个汤方学精，要重视每个细节。

红 花

🦋 **红花苏血晕而通经。**

苏，更生，就是重新生起来，让死血再生、复活，所以红花有令血复活的功效，血晕了，晕死过去了，红花把它复活了。像踢足球，这膝盖骨一片瘀血，弄点红花酒擦上去，这个瘀青就变淡了，多擦几次就没了。

血流通则活，血堵塞则死。

红花令血流通，故能令血活。

通经，第一，月经不下，闭经，直接喝红花酒，对于气滞血瘀的闭经效果非常好。

我有一个师弟用上等的藏红花泡了红花酒，很纯的，有师妹的月经两个月不来了，他就给她两杯红蓝花酒，喝完以后，第二天月经就来了。

血瘀经闭，红蓝花酒必愈。

第二，经有经络之义，经络伤，红花帮。

气岔堵塞，红花可以通经，就可以帮到它。

红花盛产于四川，浙江也有，但是最上乘的一定是藏地的，为什么呢？高原地带，纯净，那些俗气都会被脱掉。

藏红花一小盒，打开来，有一股野劲、野味贯到鼻，呛入脑，普通的川红花则没有。

给你们讲一个关于藏红花的案例。

二村有一位叔，他家里有一小盒藏红花，他女儿买给他的，说这个对心脑血管非常好，可是他没有心脏病，但是嘴唇又乌暗。

我问："多少岁了？"

他说："70多岁了。"

我说："你还留着藏红花干什么，赶紧拿来泡酒喝了。"

然后两个月以后，他说喝了半瓶红花酒，嘴唇那些黑气没掉了。

他的女儿有孝心，买给他，又有了孝行，想要敬父母叫孝心，然后买了叫孝行，可是还放在那里，帮不了他爸爸，然后老师让他泡酒喝了，这个唇乌暗，才转鲜红。他以前做过司机，长期开车的，最容易气滞血瘀，因为车子动，他人没有动。吃完以后，唇紫暗，就变为鲜红，预防了心脑血管疾患。

红花少用可以养血，红花用1～2克，是养血补血的，为什么呢？微动为补，它可以增强微循环，大用动血活血，超大用就要破血了。

《开宝本草》讲，产后血晕，话都讲不出来，用红花酒，如果服了后血还排不尽，用生化汤加红花。

买到上好的红花，一般都用1～2克，像生完孩子以后血晕，生化汤加0.5～1克的红花，这头晕眼花的现象立马好了，非常快，它叫苏血晕。

至于痛经，用红花简直大材小用，只要是藏红花，一用就好，你看红者，入血分，它又是花，这个花本来就是通女人血的。

红花可用于心绞痛、骨头痛、冠心病，通则不痛。

老师听到一个人胀痛，放心，用点木香、郁金即可。刺痛，刺痛应该小心，小心就用红花、当归，或者红花、三棱。

胎死腹中，红花可以破血通胎，但是必须要酒煮。

红花用酒煮了，效果翻倍，红花对酒的亲和力太强了，跌打伤科的医生跟我讲，跌打酒有了红花就是画龙点睛，就是说各类跌打酒止痛的，你只要有钱，加了红花已经稳保有效了，至于其他的，那更不用讲了。

所以红花在泡酒里非常有地位，你治疗跌打破瘀活血这些药酒，知道红花就够了，就是要多出点钱买回来泡酒，一味红花酒就是跌打伤药。

《药类法象》记录，红花破留血神验。

留通肿瘤的瘤，这个留是肿瘤的瘤，血气停留，成为肿瘤。

那红花呢，让一气周流则没有肿瘤。

老师认为那些开年终大会的公司，都要学会泡红花酒，营销部的，研发部的，大家都拼了一年，嘴唇乌暗的，就喝红花酒，神疲乏力的，短气的，就喝仙鹤草大枣酒或者举元煎都好，这真是关心员工关心到点上去了。

这红花破留血神验，治疗肿瘤、积血，效果奇验。

你说，好害怕，外面拼斗久了，人会不会长肿瘤包块。喝红花酒，可以让血液通畅，没有瘀结。

《本草纲目》记载，红花活血润燥，止痛散肿，通经逐瘀，所以这个肿痛瘀血，红花就可以去，红花祛肿痛瘀。

如比武被打到眼肿了，红花加木贼草。

骑车摔跟斗，头上摔了个包，红花配合藁本、荆芥。

吃煎炸烧烤了，咽喉肿痛，用蝉蜕还不见效，加点红花。红肿热痛，用板蓝根，没有问题，用白英、玄参也可以；肿变大变硬了，就要用威灵仙、青皮，破气行气，通气则肿愈，用白英降火则红热退。所以扁桃体炎好多人只重降火，不加通经络活血的，把胃吃寒了，这火还降不下。

热呢，热起来了，那肯定要加一些蝉蜕、荆芥，透热解表，这些茶水好热啊，赶紧把壶盖打开来，等一下就凉了，透热。

痛呢，痛要用红花，通经止痛。所以你看，红肿热痛四个字，老师拆解开来用药。当然属于实证的，你可以重剂量用某些清火药就好了，长期虚证肿瘤热的，还真得用红花、三七、丹参、三棱、莪术，能够消肿止痛的药，消肿止痛了，然后再清热退火，所以肿瘤初起就是包块，久了就肿瘤热了。

《本经逢原》记录，红花解疔疮肿毒。

我们前面讲过，痈气凝血聚之产物，用什么？一味香附。一味香附可以治痈疮，但是要大剂量用，你发现痈疮初起可以，痈疮久了，这个痈疮就变暗变黑了，就要用红花了，香附虽然号称气中血药，但活血的层面不如红花高，它生长的地方都是在低洼之处，红花是在高原，就像道人他都是在山尖、山顶上修炼，吸风饮露的，红花有这个特点。

所以初起的痈疮用香附，痈疮日久变黑，就要选红花，为什么呢？红花苏血晕，这血晕死过去，变黑了，让它苏过来，活过来。

《药鉴》记载，红花专治女科伤科，善入血分，下死胎，子宫肌瘤它也可以下，桂枝茯苓丸加红花，可以下肌瘤，碰到一些结石、瘤，也可以用红花来下。

《药性解》记录，红花逐腹中恶血，而补血虚，除产后败血而止血晕。

为什么它通行血脉破血，它还补血虚？因为陈莝去则肠胃洁，癥瘕尽而营卫昌，就是说这些瘀滞排干净了，人反而颜面风光，容貌可轻。

《本草再新》记录，红花利水消肿。

这个经验好用，看到水肿，茯苓、泽泻、丹皮，要加点红花，活血利水，血通水活，有助于循环，将这个水液带走。

《妇人良方补遗》是妇科的权威书，学妇科的这一本就够了。书中记载治热病胎死腹中，用红花酒煎煮，饮一二碗。

《外台秘要》记载，治一切肿，红花可以煮汁，也可以捣汁。一切肿，一味红花就可以治。

《太平圣惠方》记载，治中耳炎，耳朵流脓水，每年脓水不绝，臭秽，就是说多年脓水不绝，用抗生素之类的药，好不了，不要紧，用红花跟白矾打成粉末，每次少许，吹入耳中，就会干爽掉。

有个徐氏，产完孩子后，晕死过去，唯余胸中热，这叫血闷晕，用红花大量煮水，让热蒸气去熏她的鼻子，连续煮，不到半日就苏醒过来。

所以红花蒸气可以使妇女血晕苏醒，现在可以研究这个蒸气疗法。

《来春茂医话》记录，一高血压的病人，年近花甲，服药一个月，一年血压稳定正常。一打听才知道，原来就是用红花30克泡白酒一斤，一周后就可以服，每天服一小酒杯，一日服两次。用这方法连续治疗十多例单纯血压偏高的，十有八九血压回归正常，只有两三人，因为不能喝酒，没有坚持，所以看不到效果。酒喝完了，剩下的红花，还可以连泡三次，药酒最少一般可以泡两次的，像这个煎药一样。

来春茂先生很谨慎，想知道红花降血压，究竟是这一两个月降，还是一年？于是他一年以后才去随访的，所以这个医生是非常负责的。

还有冻疮，什么原因？有冻，还有疮，冻就要用温通的桂枝汤，冻疮多长于手、脚，肢末，就桂枝嘛，达末。那疮用什么，疮就用红花、薄荷，薄荷可以解表，将疮表皮撕开来，红花活血通经，打通经络。桂枝汤加红花薄荷酒治冻疮奇效。

杨润芳的医案，冻疮多起于体内阳气不足，寒邪侵犯，最后气凝血聚，长成肿疮，多发于手足，遇冷则加重，得热又痒，怎么办？桂枝汤使你不怕冷，红花使你的痛减轻，薄荷使你的痒消失。冻疮会痒的，所以要用一些风药，用上等的桂枝尖10克，芍药10克，红花10克，用普通的红花就好，藏红花就太浪费了，薄荷10克后下，生姜、大枣适量，甘草5～6克，吃完以后药渣还可以煎水来熏洗，一次基本上就好个七八。

一个学生，在北方学习以后，双手长冻疮，痛得笔都没法握，这个天又再继续加冷，然后就开这个方子，一剂下去，好转，五剂全效，肿消疮痛平。

又碰到一个女性，27岁，平时怕冷，天才刚微冷，大家刚穿袜子，她就穿棉衣，大家穿棉衣，她就穿双层袜子，四肢仍不温，双手易冻伤，都是紫暗紫暗的，一块一块，一切脉，脉沉细，带点涩。沉细，乃无力，桂枝汤可以壮力，涩乃血瘀，红花、薄荷，可以通血瘀，就用桂枝汤加红花薄荷汤，五剂，内服外洗。复诊的时候，说冻疮基本上好了，然后后期巩固疗效用黄芪15克加到汤方里，再服两剂，手温暖紫暗全消。

所以刚才老师就给你们分解冻疮的治法，你们如果懂得这个，就不用纠结冻疮当归四逆汤怎么开，这细辛好不好用，直接用桂枝汤加红花、薄荷，搞定，既安全又可靠。

《得配本草》记载红花的配伍。

红花配当归，治一切瘀血疼痛，叫活血。

红花配肉桂，治一切受冷疼痛，寒凝血瘀。血虚血瘀的就用红花、当归，寒凝血瘀的就用红花、肉桂。

红花加到四物汤，加 1 ～ 2 克，养血，可治疗贫血；加 10 ～ 20 克，破血，可以治疗瘀血，死血，加酒效果更好。

痛经，红花一般配川芎，川芎能下行血海。

痈疮，红花可以配香附，可以破气凝血聚，气凝用香附，血聚用红花，破开气凝血聚，所以一切痈疮，无名肿毒，只要加红花跟香附，其他有热毒的，随便配一点七叶一枝花，好了。

老师碰到一个学子过来说"曾医生，我想研究肿瘤热，这肿瘤到后期基本上都会发热，你有没有好方子？"

我当然有了，七叶一枝花，它治疗一切痈疮肿毒，一切热，它非常厉害，但是它走窜力量不行。

不过，可以用香附跟红花，配起来，气分血分，气血两道通吃，再配合七叶一枝花，把几味药打成粉末，碰到这些肿瘤肿块，结热的可以用。可以先拿扁桃体炎试效，立好，它也是肿热，要么是痤疮试效，也立好。痤疮用这个，实在大材小用，杀鸡用牛刀，痤疮它也是疮，就用红花、薄荷、红花、香附，再配一点点七叶一枝花。

治疗面上长斑，那就桂枝汤加红花，桂枝入心，心其华在面，红花加强活血化瘀之功。

心绞痛，红花要配丹参，丹参色赤丹，入心经。

头痛，痛则不通，红花要配川芎。

胸肋痛，红花要配柴胡。

血栓闭塞性脉管炎，足部青紫暗瘀，红花配乳香、没药，就可以了。

大便不通，面黑，红花可以配桃仁，对大便不通有很好的效果。

所以《药性解》记载，老人血少便结，就是血气少了，大便肯定结在那里，桃仁、当归可以增血，再加红花可以通涩结，大便涩滞不通，涩为血少津液少，精气伤，所以我们就用当归补其血少，用红花通其肠道涩滞。

记住，红花通经不单是血管经络，还通肠道涩结的。

常山、阿魏

🦅 常山使之截疟。

今天我们讲平性药。疟是什么？疟疾。这味药可以跳过不用讲了，因为用得比较少，而且疟疾已经被中国人攻克了，青蒿素就是它的克星。

屠呦呦凭青蒿素拿诺贝尔奖，启发是什么？就是《肘后备急方》记载，将青蒿绞成汁服用可治疗疟疾，千万不要水煮，要用古方，水煮以后无效。你看古人多厉害，要绞汁，不能煮汁，绞，像绞蔗机一样，将甘蔗绞出汁来。

好多物理学家和生物学家，将青蒿煮水，然后拿来服用，结果走了弯路，而屠呦呦，完全尊古试验，如法炮制，成功了。

所以中药里有丸、散、膏、丹，有汤液粉末，有鲜草干品，什么时候用哪一类最好，这都需要多年去精研古籍。

为什么常山要跟青蒿一起讲？因为它们都是疟疾的克星，但是青蒿是它的大克星，是治疟的猛将，常山只是治疟的一个小兵。

所以有了精兵，就有了底气，有了猛将，你就敢睥睨它，有了这个猛将，你对这精兵就不会太过在意了。

常山的苗叶又称为蜀漆，常山治疟，对于痰积在胸中的效果好。

俗云，无痰不成疟，怪病痰作祟。

这疟疾啊，怕冷怕热，全身发抖，发冷发热。常山能去老痰，使冷热不发，故有句俗话讲"疟疾好不了，常山用得少"。

常山重用，治疟，但是常山通痰的作用，极其强大，甚至超过瓜蒂。

故而临床用它治疟的时候，必用上等的酒去炒它，可以消减这涌吐效果，不然吃进去就吐出来，这药好厉害。

《神农本草经》讲常山主伤寒寒热。所以小柴胡汤加常山，可以退往来寒热。胸中痰结，热痰咳吐不尽，小陷胸汤加常山，有助于散结。

《名医别录》记录，常山可以疗水胀，痰水阻胀，它涌吐的机理是什么？宣肺，肺为水之上源，所以水胀了，通过宣肺，使下游通调，所以肺有一个作用是什么？通调水道。凭什么？宣肺。

《药性论》讲，常山治诸疟，这个懂了。吐痰涎，这个会了。去寒热，这个明了。唯独还有一个，项下瘰疬。项，脖子，颈背后的富贵包，项前面的这些瘰疬，可以用常山，因为它偏于走人体上焦，又是去痰浊的，这瘰疬就是痰结所注，注在项下，所以常山可以成为治疗瘰疬的上选。

《本草纲目》记载，常山蜀漆有劫痰截疟之功，须在发散表邪，让邪出阳分后用之神效。生用则上行会吐，酒蒸炒熟用则气稍缓，少用亦不至吐也。

《药性歌括四百味》讲，常山苦寒，截疟除痰，解伤寒热，水胀能宽。

它为什么水胀可以宽？《药品化义》讲，常山善开痰结，凡痰滞经络，悉能从下涌上。像这泉水一样，压力大了就喷出来，喷泉，压力大了壅堵在里面，使之喷出来，这是徐之才提出的"十剂"里的一剂，叫什么？宣可去壅。宣发开来，就没有壅塞了。

这四个字比较厉害，将来你们碰到良性的癌瘤肿块包裹，你用这一法，苏叶、杏仁、常山等，这些药都不是抗癌的，但是可以试着将痈肿宣散开来，宣就宣散，散掉了。

《本草蒙筌》记载，常山截疟吐痰殊功，驱寒解表立效。

一般喝常山的汤饮，不要趁热喝，趁热喝吐得快，要放凉了来喝。

有些人容易吐的，喝常山汤还得要第一天晚上煎煮了，在空中打露，然后第二天早上才喝。

黄元御的《玉楸药解》讲到，常山苦寒迅猛，除痰饮如决堤排洪，能吐能下。

这种取象很妙，决堤排洪，你看多快，这洪水一决堤排洪，立马排走，快。

《医学衷中参西录》记载，常山消脾中痰，乃治疟要药，少量服，痰可消除，多服痰必吐出，唯其多服作呕吐，故医家都不敢用。凡欲用之必效，必仿古人一剂药三服。用常山5～6钱，煎一大碗，分五六次慢慢服，一次小剂量的服，以不吐为度，痰就会在里面消融掉。

《易简方》有一个截疟七宝饮，七个宝治疗疟疾，哪七宝呢？常山、草果、槟榔、厚朴、青皮、陈皮、甘草。

这是治疗疟疾的组合，叫七宝饮，水酒各半煎，吃了就不会吐。

疟乃痰凝气滞，所以气滞用青皮、陈皮，痰往上导，天下无逆流之水，人生不可有导上之痰，一导上来了，就发癫痫了，发疟疾了。好，槟榔、厚朴，就把痰降下去，常山、草果，把这些湿化掉，陈皮、青皮，让气行一行，再配合甘草调和，可以了。

《补缺肘后方》记录，胸中多痰，头疼，都吃不了东西，常山4两，甘草半两，煮水，再加点蜂蜜，不容易吐，痰攻上头了，都可以宣掉它，因为常山偏治上焦之疾。

《集思医案》记录，疟疾不外少阳，少阳不外小柴胡汤，视疟疾寒多热多而加减，常在疟疾发作三次后加常山可驱赶。

顺德有个何某，患疟疾两个月除不了，胃口日损，形容憔悴，六脉微弱，每天中午后背就发冷，进而身体就抖，等一会儿就发热，汗出了就会退下来，这样寒热折腾，人日渐消瘦。

然后医生就给他用了附子汤，为什么呢？因为疟疾初病，初病解表就好了，可以用柴胡解它，可是久病了必治少阴、太阴，久病是寒多而热少，用附子汤，因为附子汤证有个背寒，背恶寒的，身体恶寒发抖的可以用。

附子汤可以暖，发现还不能够尽中，这方向对了，但是还不够细微，后来选择用二加龙骨汤，吃了三剂就好了。可见疟疾不一定全在少阳。

后来有一老人，他也发了疟疾，也是很少发热，就是发冷，折腾了一个多月，神疲乏力，立马用补中益气汤加常山叶，酒炒，吃五次就好。

这个还是要辨证，不要被病名牵着鼻子走，被牵着鼻子走，你治一两个月都治不出效果。

刘渡舟刘老曾治疗一例。董某，28岁，精神刺激后，心中躁动不安，胆怯心惊，睡眠不好，悲伤欲哭，甚至出现幻听、幻视、幻觉，这三幻症，看到的东西会出双影，听到的东西会出现两个声音，自己感觉好像周围天地都在变化，胸中烦闷难忍。

刘渡舟老教授他就选择治痰，用常山配合涤荡汤温胆汤而收尾。

你看，治痰的温胆汤，又可以治什么？治失眠。温胆汤加常山就可以治疟疾，你看辨一下就不一样，所以辨证加上特效药，如猛虎添翼。

常山截疟，白芍缓急，这个是专病专方。

看《得配本草》记载常山的配伍。

常山配竹叶、小麦，入心，可以治疗寒热心烦。

常山配草果、槟榔，可以治疗疟疾。

常山配大黄，可以治疗热疟，就是疟疾以发热为主的。

常山配槟榔可以治疗岭南的瘴气，所以一个人舌苔白腻，老是通体不舒服，你这时就要想到常山配槟榔。

常山配甘草跟蜂蜜，煎汤服用，有强大的涌吐作用，可以治疗胸中留痰饮。

🦋 阿魏用之消癥。

阿魏是新疆阿魏树的树脂，《增广贤文》讲，黄金无假，阿魏无真，在古代阿魏要靠进口，很难找到真的，而且有强烈刺鼻的大蒜样臭气，所以阿魏又叫臭阿魏，虫闻之就会跑，痞嗅之就会散，积得之就会消，瘕遇之就会化，因为它有一股臭浊之气，会冲过去，是癥瘕积聚的克星。

阿魏虽然是臭的，但是它却可以除臭。

所以以前瘟疫，你要去抢救，怎么办呢？到疫区去你又怕感染，阿魏磨粉冲服，就可以抗瘟疫，杀痰虫疟虫。

我认为这些极臭之物，入奇经八脉，可以将奇经八脉的能量调动出来。

《唐本草》记载，阿魏去臭气，破癥积，下恶毒。

如果觉得身体里有些排不走的浊气，就要用阿魏。

《千金翼方》记录，一切恶气寻阿魏。这个怨气、口臭、狐臭、阴囊潮湿，这些恶气，可以用阿魏。

《海药本草》记录，阿魏主心腹中冷。因为它臭浊可以降浊，浊降清升则心开郁解。心腹中冷，这个冷一是寒冷，二是冷漠，冷淡，愁肠百结这种冷，它可以降浊，因为这种愁肠百结就是郁结之产物，而阿魏最擅长消癥，这个癥就是郁结而致。

《日华子本草》记载，阿魏主霍乱，愈一切香菇木耳湿生之菜毒。就是说有些人喜欢吃海鲜、香菇、木耳，而且喜欢直接采新鲜的来吃，有些菌毒在里面，怎么办？阿魏可以化，可是有些人在闹市上买了，不知道这死牛马羊肉不新鲜，吃了身体素质直线下降，免疫力崩盘，不要紧用点阿魏散。

《本草会编》讲，它可以解死肉毒，不小心吃到死肉，这毒阿魏可以解，这是很少见的。

《本草通玄》记载，阿魏止痢，这痢疾浊阴排不干净，它可以止。

《本草汇言》说，阿魏化积杀虫，其气辛烈，奇臭，入到食料里，虽然难吃，但是一切禽兽鱼龟荤腥诸毒，纷纷遇之得解。

凡水果蔬菜，米面谷豆麦，过食饱滞成积，服阿魏立消，气味虽然恶浊，但是它不会损伤脾胃。所以明眼人用它的时候，就非常珍惜。

黄元御《玉楸药解》记载，阿魏辛臭，化血积气聚，也可治疝气，劈瘟疫之灾，解肉腐之毒。

《医学纲目》记载，有个阿魏丸，治小儿食积，那肚腹像蜘蛛一样，大大的，痞积，用阿魏配黄连，还有连翘、山楂、半夏等药，用神曲糊为丸服用，像这蜘蛛大的肚子就会消掉。

《济生方》记载，阿魏丸可以治疗一切气积肉积，心腹膨胀，有结块疼痛，痛引胁肋的，甚至痛连背颈的，不思饮食，茶饭不思，膜胀，浊气在上，则生膜胀。

所以这个心腹膜胀膨胀，生气又吃了肉，这叫吃了什么饭？压气饭，气跟饭食裹在一起，这时上下不得，阿魏就专门消积块，也能化气，臭阿魏，没有比它臭的药，所以它一去，那些臭浊之气都往下走，它降浊速度特别快。

平常的橘叶、橘络、保和丸，可以治疗压气饭，但是最厉害的还是阿魏丸，就是一个人老是赌气噘嘴嫉妒，怨恨恼怒烦，然后吃饭，七情交裹，饱食过度，长包块，这时就要找阿魏。

《本经逢原》记录，阿魏跟朱砂联用，可以治疗各种寒热症，疟疾失眠之类的，就是翻来覆去睡不着觉，用阿魏、朱砂，朱砂镇神，阿魏调形。

《百一选方》记录，有一个人得了疟疾半年不好，遇到神人传授方子，用好的阿魏跟朱砂各1两，然后研匀后，米糊成小丸子，每次空心用人参汤服用，没吃完就好了。

世人治疟都用常山，但容易中毒，损失正气，但阿魏配朱砂，此方平易近人，世所罕之。阿魏配朱砂，治疗什么？久疟，一定要久疟，半年一年的，而且要用人参汤送服，为什么？久病多虚。人参汤送服阿魏朱砂丸，就可以镇静安神，消痞散结，这是一个很好的组配。

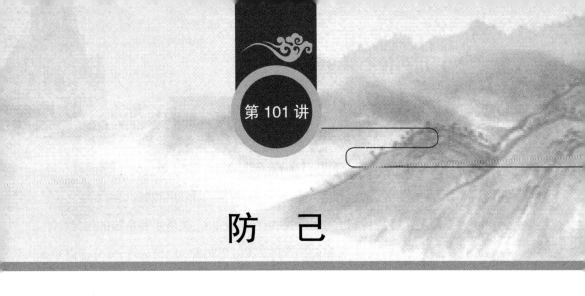

防　己

🦋 防己、木瓜除下肢之湿肿。

防己有汉防己跟木防己两种，汉防己治水，木防己祛风，一般汉防己多用，木防己容易损肾，像龙胆草一样，就是说用它利水祛风湿见效了，赶紧要停了。

防己辛散可以祛风湿，苦寒能够清热，所以经络的风湿，脏腑的水热，它都可以治，故它的作用为祛风湿止痛、利水道退肿。

桂枝汤加防己，可以治疗顽固的风湿痹证；五苓散加防己，可以治疗水肿、泌尿系统不通问题。

可是有一种水肿不是实证，而是虚证，所以要用防己配黄芪，张仲景当时治病的时候看到，这个人好肥壅，发现一利水，他就垮下虚了，虚胖，利不得啊，他马上想到，应该补利同施，就用防己配黄芪两味药，发现对这养尊处优的，就现在这些好逸恶劳者，身体又虚胖的，喝水都胖的，效果顶呱呱。

我在龙山的时候，一个富二代，长到一百八十斤，才一米六多，走路肉都会晃，我随手就让创涛开防己黄芪汤，防己用到 20 克，黄芪用到 80 克，因为他是虚胖，虚胖要治虚，然后再治胖。他如果是实胖的，我们直接用鸡屎藤、山楂、苍术消积就好，虚胖我们就要用防己黄芪汤，吃了半个月，他就掉了二十多斤，降到一百六十斤左右，轻松多了。

老师讲这个案例，是说明仲景的方子非常好，防己黄芪汤治疗虚胖，吃完以后小便量一定会增多，是正常排尿量的双倍，而且更顺畅。

所以老师把防己黄芪汤看作水利系统修复法，它就是水利系统的主导。

珍仔围村有个老人，他膝盖以下全肿，我说下焦肿，应该利水，《黄帝内经》讲其上因而越，其在下引而竭。中满者，就要泻之于内，要疏泄它。

其在下引而竭，就是说这个病在下半身。

我给他利水，老人受不了，他也喝过利水药，老人必虚，久肿必虚，就用防己黄芪汤，黄芪用 100 克，防己用 20 克。

十剂药以后，这肿全部消掉。

《神农本草经》记载，防己利大小便，除热气温邪。因为它能利水，水一去那些热都退了，所以防己可以治水泛巅顶，发癫痫，因为癫痫者的颅脑里头有一沓积水，颅脑膀胱经所管，那得利膀胱，水之上源，要从水之下游去，治病要开其去路，给邪以出路。用防己，防己厉害之处在哪里呢？它通上彻下，因为它是风药，祛风湿，所以它可以让人发汗，它味辛，辛能行，通上，然后它苦寒利水，它又可以利小便，就是说它上到大脑，又可以将水带到膀胱经，从下窍水道利走。

而你再研究癫痫的机理，西方医学认为有水肿积液在脑内，膨隆变大以后，刺激神经，神经元异常放电，抽搐，口吐白沫，肢体不听使唤，这时我们利水减压，利膀胱水可以降低颅脑压。

如果最近好烦，好暴躁，疏肝解郁都解不了，让他们吃点利水药，水一利掉了，哇，好轻松啊。也可以熬点玉米汤，不用吃药，玉米须须熬汤，清汤，甘甜甘甜的，慢慢地喝，小便量就变大了，人就变轻松了。

治疗颅脑积水，总以利小便为捷径，这是一个捷径，长期的小便通利，颅脑就不会有恼人的压力。

防　己　

《名医别录》记录，防己，治疗手脚挛急。有些人手脚硬拘挛，抽动可以用防己，抽动是有风，挛急就是风动之象，防己可以祛风湿。

散痈肿，恶结，这些痈肿恶结，结者包块也，恶结者恶性包块也，所以在克癌领域里，要多研究防己，因为防己可以分解水热，那癌就是一团水热跟气血包裹在一起，防己一进去，就把肿瘤分散融解了。

防己能够通九窍，开腠理，九窍闭塞不通，形乃为病，腠理开张了，周身轻快。

防是什么？防御，御敌。己是什么？戊己中央土，就是加强戊己中央土，土能克水能治水的功效，就是说防己可以制服水患。

陶弘景说道，防己乃祛风要药，凡中风挛急，风湿痹症，用之奇效，但是它的性是比较流离解散的，要善驱使它，它是通剂之巨擘，巨擘就是一流的，它是通剂，古代认为它通利无双，专门上通下利的。徐之才十剂里头，壅塞的就要通利，它是可以通利的。

你碰到这些鼻炎、喘促等不通利的病症，可以用防己。《药性论》就讲了，防己去风湿在口鼻。

苍耳子配防己，治疗风湿鼻炎。

防己可以治风湿在手足，手足遇风冷疼痛的，就防己配桂枝汤。

防己可以主肺气咳喘，肺气不通。

《药类法象》记载，腰以下湿热肿痛，脚气，用防己。湿热脚气怎么办？四妙散加防己，治脚容易出湿汗。

有个湛江的小伙子，冬天脚容易出湿汗，有脚气，怎么办？

我给他用四妙散，要记得，四妙散可以加防己、木瓜，治下肢之湿肿。

老是出脚气，是湿。什么叫肿？肿大叫肿，打得鼻青脸肿叫肿，觉得活动不利了，这个也叫做肿。沉重了，肿通沉重，所以用防己，它既可以利湿，又可以退肿。用四妙散加防己，治疗下焦脚气湿臭。

营盘村一名病人，他是专门冲着脚气来找老师的，当时我给他开四妙散，苍术、黄柏、薏仁、牛膝，加上土茯苓、萆薢、威灵仙、防己，为什么要加这四味药？因为他跟我讲他痛风，这四味药可以去痛风湿肿。

你看痛风的时候，脚底会沉淀出一些结石一样的结晶，像盐巴一样，这时一定要用防己、土茯苓这些通关节又利水的药。

老师为什么独喜防己、土茯苓？因为一般通关节的叫风药，它没有利水功效。一般利水的药像茯苓、泽泻，它们只是利水，通不了关节，碰到关节不通的它们就没办法。唯独土茯苓跟防己不一样，它们既能够祛风湿，通经络，土茯苓又叫硬饭团，我们去挖的时候，一个一个大疙瘩，像三七一样，又比三七大，也硬，它有强大的通关节作用，它又可以利湿，所以湿在关节，就一定要用土茯苓、用防己。

如果湿在皮肤，我们可以用泽泻、茯苓、茯苓皮、生姜皮。

如果湿在肌肉，我们就用薏苡仁、猪苓。

如果湿在血脉，我们就可以用一些活血利水的药，如益母草。

如果湿在筋骨，这时就得用木防己、土茯苓，其他像玉米须，还有这些治水治湿的药，如海金沙，都能够利脏腑表浅的水，关节腔里深层次的积液积水，想利出来好难。

有些人尿已经排疯了，但是鹤膝风脚肿还没消，排那么多尿，这个脚肿就是不下，因为你没用通经络的药，你就用木防己、土茯苓、威灵仙，宣风通络以后再利水。

今天老师讲了，你要知道每味祛风湿药，还有利水药，你要知道它们的特点，而防己它就具备两方面的优势，所以张仲景很喜欢它，他为什么不用茯苓黄芪汤来减肥，也能减，但是碰到一些顽固的肥壅减不了，还得防己黄芪汤。

所以《药类法象》记载，防己去痰饮留热，通行十二经。

《景岳全书》记载，湿热水肿，诸经热壅肿痛，以及湿热脚气，能够通九窍，开热闭的，唯有防己。

《本草汇言》记载，水臌胀，即现在的肝硬化腹水，用汉防己1两，加生姜2钱，炒了以后，煎水服用，记住要半饥时饮最有效。

你看这个汤方，你不能够只看方药，要古法操作，得心应手，道地药材，治病无忧，第一要用道地药材，第二个要用古法操作。

有人也知道用防己，也知道用生姜，也知道这个剂量，也按照这种煎法，但是最后就没有按照这种半饥半饱来吃，所以治疗效果不理想，或者达不到最理想的效果。

有些人本来就是不想吃饭，不是半饥状态，吃这个汤药增加胃的负担，不但肿消不了，又增加了胃胀的病，真是一病不去，又增一疾啊！

那有人讲："我就是不饿呢？"那你就想方设法让自己处于半饥半饿状态，再来服汤药，比如运动、晒太阳、按摩，总之要半饥半饿，肚里咕噜咕噜响，再来吃药，这个肿才退得掉。

治病要注意这点，《黄帝内经》讲大量的养生，惜精神，这些都是治病的前导，不要认为这些作用不大。

再看《本草切要》记载，脚气肿痛，脚关节肿痛，防己、木瓜、牛膝各3钱，桂枝5分，枳壳1钱，水煎服。防己、木瓜、牛膝都是治下半身腰脚水湿的，为什么要加桂枝跟枳壳？这两味药最妙，桂枝起到强大心脏动力，升清阳的效果；枳壳降气，使水更通利，在众肃降药之中，加一味升的药，欲降先升。像雄鹰要扑下来的时候，它的头是往后仰的。

《儒门事亲》记载，肺痿咳喘，用汉防己打成粉末，每次服3钱，就好了。

治疗咳喘、肺积液、肺积水，不要忘了防己，它本来是治水的，无论水在膀胱还是在肺，它都可以治，因为它是风药，无处不到。

记住子宫里的积液，肝里的囊肿，肺里的积水，乃至最难治的巅顶颅脑里的这些癫痫痰饮，它都可以分化，原因为防己是风药，巅顶之上，风药可到，它又是利水药，低谷之处，防己可治。

《外台秘要》记载，防己跟泽兰，等分研成散，可治疗产后水肿，泽兰活血利水，防己祛风消肿，产后水肿可以用它。

岳美中老先生的经验，各种特发性水肿、功能性水肿，以及急慢性肾小球肾炎，只要浮肿出现了，都可以考虑用防己黄芪汤，肝硬化腹水也可以参照。

当时有一位40岁的病人，慢性肾炎，多年治不了，下肢沉重得像扫把，只能用拖，没法抬起来，门槛都过不了。

舌苔淡胖，久病，岳美中老先生就用防己黄芪汤，防己用18克，黄芪用24克，白术9克，甘草9克，生姜、大枣适量。

让他长期服用，这病人一看，这么普通的方子，这么顽固的病，就开这五六味药。

国医岳美中老先生讲，久服方知妙啊。就是说喝久一点，就知道这药的好处了。

病人吃了一个月，肿退掉一部分，马上有信心，吃了两三个月，肿再退掉一半，信心更大，吃五六个月，肾功能都恢复了，走路可以轻松跨越了，由拖泥带水到大步流星，用了半年多，然后一直吃了十个月，检查尿蛋白基本正常，用了一年的时间，肾炎全好。要吃一年的汤药，换做常人都顶不住了。

但是有没有想过，得这病都十几年了，冰冻三尺，非一日之寒，病来如山倒，病去如抽丝。

故而岳美中老先生就讲到一句话，很值得学子们共勉：治急病要有胆有识，治慢病要有方有守，治疾病突发的，要有胆识，要有金刚手段，治慢病要有方有守，守成。

你要调好一个平安的方，攻补兼施的，通利并济的，像这个防己黄芪汤，不会吃坏人的，因为黄芪、白术垫底，有甘草、生姜、大枣补中，只是加了防己去利水而已，这是非常平和的方子。

再看，现代研究代谢性疾病，比如说高血脂、糖尿病、痛风怎么治疗？这些留在身体的属于水湿，人会出现代谢性疾病，大都是为什么？新陈不能代谢，没有动力了，所以中医就用防己推陈，用黄芪来生新，所以防己黄芪汤，老师认为它是推陈生新方。然后再用姜枣草加白术干什么？补中，补能量。

这个方子治疗"三高"、肥胖，都好，《中医药学报》记载，有一高血脂的病人，血脂惊人。然后李春生先生用防己黄芪汤，加了决明子，因为决明子可以降血脂，或者山楂也可以，发现吃了三个月左右，就好过来了。

还有一肥胖的病人，身体重，头面也肿，也用防己黄芪汤，治疗两个月，体重恢复至从前。

所以防己黄芪汤可以瘦身，而且还可以增力倍力，一个既瘦身又倍力的方子，这个方子太好了。一般吃了减肥药，泻了拉了，人会虚，吃了补益药，人会肥壅，唯独防己黄芪汤吃了呢，这些赘肉水湿不但消下去了，精神也会好起来。

这是张仲景严重被人低估临床价值的方子，是一个让世人容易看漏的一个高手，就是你不知道它这么好。它能在减肥减水湿的同时，还可增加你的正气。

就是既惩恶也能够扬善，防己黄芪汤就是这样，非常人性化的汤方，就是说把恶习戒掉，还不足为高，把正气培补起来，才称方汤之妙。

现代人基本上都有熬夜，都有亏虚，都有多话，都有玩手机，懒得讲话了，累了虚了，都有神疲乏力，都想躺一躺，卧一卧，都想到农村去休假，想放松，所以都有虚的层面存在，而且饮食太丰富了，饮料、可乐、水果，都有留水饮存在，两方面，用防己黄芪汤。

大家今天都可以去试效，可以去抓来吃吃，按照岳美中岳老的这个剂量，吃几剂以后，看看是不是精神满壮，是不是觉得二便通利，是不是神清气爽，这个方子完全可以。

然后你可以用这个方子去帮人，就是补气利水法，老师现在已经不是在讲方了，我是在讲法，你们要听得懂，补气利水法。

气虚的，用防己黄芪汤再加党参。

嘴上有瘀血乌暗的，可以加点丹参。

腿脚沉重的，可以加泽泻、益母草，其他的药你都可以灵活变动。

所以看到没有，一方研透了，你怎么会去在意，去羡慕他人的方子呢？不会。

《得配本草》记载防己的配伍。

防己配冬葵子，可以治疗小便淋涩，淋漓涩痛，尿道口灼热，尿不出来，防己、冬葵子，一剂就好。

防己配知母、黄柏，可以治疗下焦湿肿，有湿又肿还流黄水，可以用。

防己配桃仁，可以治疗大便秘结。

防己配龙胆草，可以治疗胸胁痛。

防己配黄芩，可以治疗口干、口苦。

防己配胆南星、半夏，可以治疗咳吐脓痰。

防己配威灵仙可以治疗骨刺，肩、脚、膝的骨刺疼痛。如果元气虚弱或者病后体虚者，用防己记得要加黄芪。

像防己配薏苡仁、赤小豆，叫宣痹汤，可以治疗关节红肿热痛，风湿在关节。

防己配黄芪、茯苓、白术，即防己黄芪汤，可以治疗水湿在脏腑。

还有湿热肿胀，用己椒苈黄丸，这个也好厉害。就是大腹便便，水都满到胸来了，为什么要用己椒苈黄丸？最严重的水肿，从肚子里肿到胸了，气都喘不过来，那么葶苈子治疗这胸水，大黄治疗这腹水，防己跟椒目同用，椒目温的可以化解防己的寒性，所以防己配椒目，利水而不增寒，椒目气化而能够除湿，所以两个配在一起，堪称是绝配。

比如说你怕用了防己的人会虚，那就要加黄芪；你怕用了防己后人会寒，脚会凉，那你防己要加椒目。这是谁讲的？张仲景。

你说读《伤寒论》没有这种说法啊，那是张仲景已经把它写到汤方上去了。

己椒苈黄丸中，防己加椒目，就是用椒目来去克制防己的寒性，叫去性存用。

防己配黄芪，防己黄芪汤，用黄芪来补充防己利后，人容易虚的现象。

木 瓜

🦋 防己、木瓜除下肢之湿肿。

防己是一味非常神奇的祛风又除湿的药，可以除头上的风气和脚下的湿气。

它等于羌活配上泽泻，泽泻能够泻水肿，羌活可以散风湿，防己就是此二药的合体。

那木瓜呢，木瓜不是我们现在吃的水果木瓜，而是药用木瓜，老师在湖北的时候见过，它像树一样，药用木瓜不可误会为水果木瓜。

水果木瓜是甘甜益力生肌肉，而药用木瓜以酸为主，酸入肝，可以柔肝缓急，性温，可以和胃化湿。木瓜主要是让肝不着急，让胃去湿气，这是它的两大作用。

《本草纲目》记载，木瓜处处有，宣城为最佳。宣城的木瓜是木瓜中的极品，叫宣木瓜，国外过来的番木瓜，入药效果远不如我们传统的宣木瓜。

安徽宣城种植宣木瓜，有千余年历史，南北朝时，被定为代代进贡的贡品，这些皇亲贵族，足膝抽动拘挛，只要用木瓜配芍药，或者单用木瓜，速好。

我们五经富的骨伤科，在整个揭阳市都很出名，我有一个同学就在骨伤科里工作，他得到科里一个治疗颈椎病的秘方。因为骨伤科都跟颈肩腰腿痛打交道，初病在皮肉，久病在筋骨。而且现在的人慢性疲劳，劳损劳伤的太多了。尤其颈部劳伤为要。因为开车、伏案工作、看电视、玩手机、熬夜，无不是受伤在颈上。

他说他有一个秘方，几乎颈椎酸疼的，一剂病人就回头，这一剂药下去，酸疼缓掉七八。

我说："什么样的方子，难道比张仲景的葛根汤还厉害？"

他说："就是在张仲景的葛根汤的基础上加木瓜20克，一切颈僵，经脉拘挛，手脚抽动痛，吃下去以后，当天就放松。"

他说只要开出这个汤方，就有口碑，就有好疗效，对此方爱不释手，赞不绝口，这堪称是一个医院伤科里的镇科之宝，就是说拿出这个方，就可以有口碑有疗效，可以获得普罗大众的赞好。

当时我对木瓜有点轻视，就说木瓜嘛，寻常瓜果，没什么了不起。其实是一直没有用到安徽宣城的木瓜，市场上代替品太多了。直到有一次，中山的富商过来，颈僵痛多日，我让他一定要找到宣城木瓜，木瓜30克加葛根汤，因为嘴唇乌暗，再加四物汤。

不料，他吃完一剂药就打电话回来，他说："曾医生你这真是神药，我真的多年没感觉到这颈这么舒坦，以前怎么睡觉都恢复不过来，我吃完一剂了，从颈到腰全部都是松的，非常轻松。"

老师跟你讲，芍药30克，甘草20克，木瓜20克，对于通身焦虑紧张，手脚神经绷紧，乃至失眠引起的脑瓜子像一根弦一样，硬得松不下来，都可以用。

在颈的加葛根；在肚腹的可以加苍术、厚朴；在胸的可以加枳壳、桔梗；在肋的可以加香附、郁金；在膝盖的可以加牛膝、防己；在脚跟的可以加骨碎补、威灵仙；在眼睛的可以加木贼草、白蒺藜；键盘手鼠标指硬的，可以加络石藤、青风藤。

木瓜既能够柔肝缓急，它还可以祛风除湿，它有明显的香气，芳香醒脾，临床上都用炒木瓜，炒香，可以柔肝止泻，因为它味酸，所以足膝抽动，用木瓜、芍药。

《名医别录》记载，木瓜主治湿痹邪气，以及霍乱吐下，转筋不止。

这个上吐下泻，转筋不止，用木瓜。

《本草拾遗》记录，治脚气冲心，用木瓜煎服，去掉这些种子，用一颗木瓜，立愈。

木瓜是治脚气冲心的奇药。

你看冲，冲动之病，往上窜谓之冲，气势冲冲。

冲者，肝所管。肝往上亢，冲就带上来了。

而木瓜，它就能将这些冲心的脚气、浊气，酸降下去。

所以木瓜它不是治简单的脚气冲心，它是治肝气上拔，木瓜酸收，加点带苦的药，酸苦涌泻为阴，就把这些浊阴下降，所以配伍，你只需要记住配伍秘诀——酸苦涌泻为阴。

酸的，用木瓜，苦的呢，找一味，黄柏也行，两个一配，马上脚气就下去了。

谁说一定要按常规套路出牌，一定要找到脚气方，思路灵活了，一配就好了。

像这颈椎病，木瓜，酸的，酸可以柔缓颈部；为风寒所拘，那就要用辛味药，辛的就桂枝，桂枝汤加葛根，再加木瓜，辛甘发散为阳。

《日华子本草》记载，木瓜疗渴，就是消渴，它带酸味，酸甘化阴，所以碰到消渴糖尿病，木瓜可以加山药，渴在咽喉，可以加桔梗，渴在胃脘，可以加石斛，渴在腰肾，可以加生地、玄参。木瓜可以解渴，这种渴是消渴，就是说这渴是从筋骨里头发出来的，不是喝水能解的。

《本草衍义》记录，木瓜酸入筋，筋骨的筋。这筋骨血液不够，用白芍、地黄、酸枣仁、麦冬、巴戟天，你发现这些药物下去，能养筋，筋急剧的僵痛，还得加点木瓜，它可以酸化僵硬，所以腰膝疼痛无力，此物不可缺，痛起来都走不了路了，木瓜不可缺。所以一个人虚，用补中益气汤，虚到又暴痛，要加木瓜，酸软它。

《本草蒙筌》记载，木瓜，气脱能固，像这水泻，木瓜味酸，气脱可以固；气滞能和，木瓜性温，可以和；病痰饮者，以温药和之，木瓜能平胃滋脾益肺柔肝；助谷气，就是助消化；调营卫，能够调肌表之气；除霍乱，又可以除里面内乱；止转筋，抽筋转筋，凡转筋，木瓜必愈，脚气能祛，水泻可愈。

《药性解》记载，凡水肿之药，煎的时候，一般不要用铁器，尤其是木瓜，但现在好多人用铁器来煎药，所以药物的原本疗效很难达标，按照古代应该用泥罐。

因为病人本身气弱，用铁罐，金克木之气，会让生机更弱，只有用土罐、陶罐，土生万物之气，才能让人身体更加和谐。

《日用本草》记载，木瓜治膝腿疼痛。

《本事方》上记载，有一安徽广德人，他去考试，恰逢脚气，酸重拘挛疼痛，走不了路，就得乘船回家，路上他将两条腿放在一个袋子上，下船的时候，发现腿肿胀减轻了，痛也好了，好惊奇，然后便问："袋中所装何物？"船家答道："野木瓜。"

读书人回到家来，特别又买来野木瓜来切片，放袋中，每日将脚搁在上面，后来脚气全部消除，再未发作过。由此可知，风湿痹痛，可以用野木瓜。

当然现在我们开独活寄生汤，加木瓜20～30克，其脚即伸，脚拘紧的，马上就伸了。

有人跟我讲："曾医生，我现在教人瑜伽或者跳舞，我发现现在人筋骨硬得很，怎么办？"

我说："太简单了，你在你的舞馆里头熬上酸甘化阴的芍药甘草木瓜汤之类的，这个起到中药酵素作用，因为酵素以酸味为主，酸涩收敛涤污脓，酸甘可以化阴，又可以收，又能让人静，人安静下来就不紧张了。所以你发现你这里有好多来练舞的，没练两天就不来了，或者怕辛苦，或者不敢压腿，因为他心没静下来，静下来是不怕痛的。"

所以熬木瓜五味子，五味子安神，木瓜柔筋，芍药、甘草缓急，别人躁烦的，遇到你了，一下子就静悄悄，非常享受，几次就有口碑了，如果他嫌酸一点，加点大枣跟生姜进去调和，服用下去，骨正筋柔，口舌生津。拉筋以后，拉开来更不怕痛，练武的时候，反应更敏捷。

你就可以用到日常中去帮人，不一定是得病才用这些汤药，保健、调和身心都可以，古代的修道也可以。像孙思邈，超级健康，他居然还服药，干什么？他想追求身体无比强壮，延年益寿。

《鸡峰普济方》记载，木瓜汤治泻不止，木瓜、干姜、甘草，打成粉末，用米饮调服，拉肚子就会好。

《奇效良方》记载，治干脚气，痛不可忍，用木瓜一个，明矾一两，煎水，趁热熏洗，脚气就会痊愈。

《孟诜方》记载，脐下绞痛，像绞肠痧一样，还有阑尾炎，不要紧，所有绞痛的，都是经脉在扭曲，我们只要松解它。

脐下，肚脐以下是肠，用红藤、败酱草，再加木瓜，这些败浊就会冲倒出去，肚腹痛，加厚朴就可以。

内蒙古医学资料，这些地方草药经验，如果不是干货不会发表出来。荨麻疹，遍身瘙痒，木瓜6钱，水煎服，分两次服。就荨麻疹瘙痒，凭什么用这个？一瘙痒就风动，平肝熄风，木瓜可以柔肝，可以酸收，就使风静下来了，所以木瓜是安神定志，柔肝缓急的一味良药。

《证治准绳》记录，鸡鸣散治脚气疼痛，无论男女，皆可服用，它的汤方就是槟榔7个，陈皮、木瓜各1两，吴茱萸、苏叶3钱，桔梗、生姜各半两，水煎服。

风湿脚气流注，痛不可忍，老年人非常多。用治脚气的名方鸡鸣散，第二天鸡叫了，脚气就会慢慢好过来。

老师治疗龙江渔夫，以打渔为业，这脚气肿到膝盖，肿得都像这木瓜大了。

我说："帮你治好了，你就不要再去打渔了"。

他点头。然后我就开这鸡鸣散，治脚部的湿气。槟榔下十二经之气跟水；苏叶、吴茱萸，其香气通经窜骨；木瓜治脚气；陈皮和胃；桔梗升降开宣；桔梗、生姜用得非常妙，宣上可以通下，桔梗开肺，提壶揭盖，生姜发毛窍，所以他说吃了这药最大的特色就是小便量特别多。

前后换了两次方，吃了十四剂，脚气全部消去，肿胀退掉。

再看龚士澄的经验，有一糖尿病消渴病人，成天到晚，都要拿着水来喝，水喝下去就尿频，非常难受，身体像漏斗，水倒下去很快就干了，存不住。

为什么存不住水，为什么会干渴？人焦虑了就会干渴，人紧张了就会想喝水，人不安了唇舌就会干燥。

有些病人问："曾医生，我这干燥综合征，据说很难治，怎么治？"或者"我这消渴怎么治？"

我认为，谁能够降伏这焦虑紧张跟不安，谁就可以降伏现代的疑难杂症。

各种方法都可以上，中药里酸能静，酸可以让一个人清静、平静，那宁静呢，宁静致远。所以它就可以耐久、耐渴。用木瓜15克煎水，放到保温瓶，一渴就喝，后来就越喝越少，小便也渐渐减少，三四日以后，基本上就好转过来，病人都称非常好。还可以在床头放几个木瓜，闻其香，可以醒神，否则的话，秋冬天这个消渴，真的彻夜难耐，上面喝水，下面就漏尿，木瓜一下去，解决了。

治手足转筋，柏超医生的经验。刘某，58岁，每天晚上手脚就抽，一天晚上三四次，多的时候十多次，持续两个月，发作的时候万念俱灰，要人使劲按揉，才可以缓解过来，怎么办？用木瓜15克泡茶，喝了当晚就不抽了，夜尿减少，连续服一周，全好。抽了两个月，一周的木瓜汤就治好了，所以这个方子值得大家去收藏。

《得配本草》记载木瓜的配伍。

木瓜配芍药，柔缓一切筋，无论哪个部位僵紧，都可以用木瓜配芍药。

木瓜配桑叶，治疗霍乱肚腹痛、肚脐痛。

木瓜配槟榔，治疗脚气冲心，因为槟榔下十二经之水，冲上来脚气就下去了，槟榔质重，坠诸药如铁石。

木瓜配杜仲酒，可以治疗拉肚子。

木瓜加乳香、没药，可以治疗筋骨痛。

木瓜配艾叶，可以治疗肾脏冷。

木瓜配羌活、独活，可以治疗风湿痹痛、腰腿疼痛。

木瓜配牛膝、防己，可以治疗膝盖痛。

木瓜加秦艽、海桐皮、两面针，可以治疗风湿热痹，记住风湿痹证关节红肿的，就得用两面针，因为两面针，它带刺的，能够开破，它性凉，它可以降火，所以牙膏中有两面针，可以治疗牙龈肿痛。

所以像羌活、独活，它们可以治疗痹痛，但是关节红肿，还得用两面针，这个是非常重要的经验。

老师曾经碰到一例关节肿痛，我开了独活寄生汤，吃了痛是减轻了，可是红肿不退，我知道了独活寄生汤温燥，然后加了20克两面针，我们当地叫猫爪刺，不是猫爪草，所以你在药店里，叫两面针，可能还有人不知道，但是你说猫爪刺，大家都知道，它真的像猫的爪一样，就是一切的红肿，它都可以抓破。

三剂下去，肿全部消掉。

所以老师认为风湿热肿，用猫爪刺，就是两面针，它擒拿对付风湿热肿就像猫爪老鼠那么快，而且它有解蛇毒作用，单用一味两面针泡酒，蛇虫蜂蜇叮咬，蜈蚣全蝎蜇住，都可以用，擦下去就会好。

这是老师发现的，它的效果可以跟蜈蚣酒抗衡的，你看蜈蚣身上有很多爪，猫爪刺身上更多，两面针身上通身都是刺，有些还是三面的，面面俱到都长刺，而且叶上不止两根刺，数根刺，所以它解毒很厉害。

用猫爪刺，就是两面针泡酒，可治蚊虫叮咬伤。

猫爪刺可以治疗关节经络通身上下，无处不到，因为它从头到脚都是刺，我去采两面针的时候发现，它的根特别深，一根直下，很硬的，其他草一拔就出，这个很难拔，很硬的，就是说它通筋骨，作用部位比较深。

我今天再传一个民间奇方，用猫爪刺跟苦刺心两味药煮水，干什么呢？泡脚，治一切脚气毒气，还可以加木瓜，就是脚上长各类的疮痈肿毒、湿毒，吃鱼以后，这些毒邪加重了，你还可以加苏叶之类的药，就随心所欲地加。

泡一次，好一次，因为它这作用太强大了。

第 103 讲

菖 蒲

> 🦋 菖蒲、远志通心腹之神明。

菖蒲是开窍药，什么叫开窍药？就是让人孔窍开放。

菖蒲能让眼睛看得更远，让耳朵听得更清，让鼻子嗅得更灵，让嘴巴尝得更美，让前列腺更舒服，让肛周更好受，这叫开窍药。

还有，它不止开外面的孔窍，还开里面的心窍、脑窍，让人聪明。

有些家长说："曾老师我们孩子怎么老是昏昏沉沉，打不起精神，上课成绩一落千丈，怎么办？"

一看，肥壅过度，痰湿堵窍，有句骂人的话，被猪油抹了心。痰湿堵窍。

这时就要用健脾除湿的平胃散，加点菖蒲、远志，第二天上课就有精神了，第三节课立马不昏睡。

老师试过十多例，几乎可以专治小孩子第三、第四节课昏睡在桌子上。

方法就是平胃散。为什么？脾胃乃精神气血之来源，为什么要加菖蒲、远志？开窍嘛，脑窍灵光。平胃散还可以平扫湿气，湿性重浊，头重如裹，这头好沉重，好像裹着湿布，等一下头在"钓鱼"了，一上一下，一上一下，就趴在桌上去了。

平胃散加菖蒲、远志。平胃散就是苍术、厚朴、陈皮、远志四味药，各 10 克，加菖蒲、远志。孩子一吃，上课就精神了。

为什么呢？湿气去则清阳升，乌云拨开便见晴朗的阳光。

要记住，菖蒲有开窍豁痰的作用，讲话讲不清楚，中风痰鸣。有个十味温胆汤，可以加菖蒲、远志，就成了涤痰汤，洗涤膻中，专门治中风以后，言语不清，可以将心窍的痰涤走，为什么？言为心声，你的心声音才可以言语，心发出来的声音模糊了，说明心被痰壅堵了，清掉它，声音又亮了。这叫开窍豁痰。

有一次余老师碰到一例，重感冒以后，声音严重变了，发出像机器一样的声音，一周都没有好，用了感冒药也退不掉，后来用小柴胡汤，治疗反复往来寒热感冒外感的，然后加了菖蒲、桔梗、马勃三味药，全部有利咽开音，豁痰开窍的作用，只吃了一剂药，声音就恢复了。

你们一定要记住这个配伍，小柴胡汤加桔梗、马勃跟菖蒲，可以开鼻鸣音，后来用这方子治打呼噜，再加二陈汤，效果都很好。因为打呼噜也是杂音，杂音就有痰阻，痰阻息道，我们就用菖蒲、桔梗、马勃，把这些痰给豁掉。

还有老年痴呆，你知道老年痴呆是什么原因吗？百千种老年痴呆都离不开两个原因。

第一个，因为人老了没气了，这人到老了，都会健忘，只是程度深浅而已，气不够，电不够了，灯就会暗，所以必须要用补中益气汤这个思路。

第二个，我在富康小区宿舍里住了一年多，有一次发现灯泡暗了，那灯是原来的，我们准备新买一个，后来王蒋说不用，然后拿凳子一垫，上去把灯罩拆开来，全部糊满灰尘油垢，用抹布把里面里里外外洗过一遍以后，再安装上去，再打开灯，整个灯透亮，没有去增加任何电，只是去掉尘灰跟污垢。

光芒不显有尘垢粘连，去尘除垢，光明必显，用什么？用温胆汤加菖蒲、远志，再加藁本上达头顶的药，把众药带上去，清头部上面的痰浊，就会神清气爽。

研究菖蒲，要往延年益寿，抗衰治老年痴呆这上面研究，菖蒲的意义才会广大。

再看，菖蒲能醒神益智。

读书人转头即忘，终日昏昏沉沉，没精神，可以喝菖蒲茶。

我们再看，最好的菖蒲叫九节菖蒲，一寸有九节，这个节比较密实，有通利之功，你看竹子多节，通利之功，效果好，节都挡不住它。

菖蒲有节，通窍利窍的功夫就更高，故有九节菖蒲，乃菖蒲极品之说。

有一中医杂志记载，有一前列腺炎病人，小便解不出来，癃闭，年老没力，开六味地黄丸不管用，加了菖蒲就好。

所以前列腺炎、前列腺出血、尿窍不利，也一定要加菖蒲，开九窍嘛，也包括下面两窍。

《神农本草经》记载，主风寒湿痹，咳逆上气，开心孔，补五脏，通九窍，明耳目，出音声。

风寒湿痹关节痛，菖蒲加羌活、独活，上半身关节痛，菖蒲加羌活；下半身关节痛，菖蒲加独活。

咳逆上气，用桔梗加菖蒲，就不咳逆了。

五村有一位老人，他咳呛老好不了，换了三个医生，过来找我看，他这个是痰在胃，气逆在肺，痰在胃就用二陈汤，气逆在肺，就用四逆散、胸三药加菖蒲、丹参。

菖蒲对咳逆上气的效果真的很好，晚上咳逆上气一定要加当归，白天咳逆上气一般加丹参就好，因为丹参偏凉，当归偏温。

"开心孔"三个字，你们可能想到痰迷心窍、痴呆、健忘。

老师想到什么？老师想到抑郁症。这《神农本草经》你仔细去研读，有太多现代指导意义了，必读昔贤之书，也要参考近人之说。

古籍要古为今用，《神农本草经》讲菖蒲开心孔，心窍一开，就开心了，如果用逍遥散、柴胡疏肝散，疏肝解郁效果没那么理想，可以加菖蒲，更加喜悦。

补五脏，通九窍，这个五脏九窍，菖蒲都可以补通。

明耳目，出音声，耳聪目明，声音洪亮，菖蒲可以重塑一个人的气质，明耳目，出音声，都是气质好的表现。

《名医别录》记载，菖蒲主耳聋。通气散为香附、柴胡、川芎三味药，还可以加菖蒲，多年的耳背，听不到音声，就用这个方子。

菖蒲可以治痈疮，如果痈疮不开口，菖蒲可以开窍，让它开口，菖蒲、半夏，可以开窍，痈疮就是一团痰跟湿，半夏除痰，菖蒲去湿，温肠胃，肠胃消化不太好，凡开窍药大都有升清阳之效，清阳升则浊阴降，肠胃好。

止小便利，四肢湿痹，晚上尿有余沥。记住尿闭不通可以用菖蒲，尿有余沥也可以用，为什么？开窍升清阳。

四肢湿痹，不得屈伸，弯曲不了，好，上肢就桂枝汤加菖蒲，下肢就独活寄生汤加菖蒲。

小儿温疟，身积热不解，就是身体老是发热，热不退，保和丸可以加菖蒲，可以做浴汤，用菖蒲熬水来洗澡。

《本草纲目》记录，菖蒲治疗突发癫痫，这点是一般书籍没有深入的，用涤痰汤，即十味温胆汤加菖蒲重用，老师用这思路，成功将两例癫痫成功都控制到一年内不发作。

就是只需要每个月吃三五剂药，即能控制癫痫发作。

使其痰不随气往头顶上升，癫痫断不能发作也。

温胆汤利用胆大，胆壮，肝胆之勇，再加菖蒲开窍，肃清痰浊到肛肠去。

《本草新编》记载，凡心窍之闭，非菖蒲不能开。

那太好了，菖蒲也可以治皮肤病。为什么呢？菖蒲没有说能治皮肤病啊？皮肤也叫小孔窍，大孔窍它能开，小孔窍也没问题，就是要重用。

丹参、菖蒲、威灵仙，这三味药我们叫痛痒三药，在余老师那边，这三味药一出马，瘙痒几乎立止，加到止痒六味里，就到八九味药，无论荨麻疹的痒，湿疹的癣痒，用完就减轻。

诸痛痒疮，皆属于心，丹参、菖蒲开心窍，威灵仙祛肌肤疴痒之风，这个非常难治的痒风，就可以去。

《神农本草经百种录》记载，菖蒲在水中，横行四达，气味芳香。我们采菖蒲的时候，第一时间就能闻到芳香冲鼻的味道，好喜欢闻，非常喜欢，可见它的气非常雄盛。

人体要想不为湿痰所阻，必须利用这些雄盛的气，所以一个人湿痰多，用苍术配菖蒲，无往不利，因为苍术气味雄烈，燥脾第一品，菖蒲气味清香，开窍第一品，两个药配在一起，里面脏腑的脾，以及外面九窍，统统都能治到。所以这是里应外合之配伍也。

《本草蒙筌》记录，菖蒲主手足湿痹，可使屈伸。

湿痹，关节硬，昨天来的硬皮病的病人，手指关节僵硬，怎么办呢？我说这些是痰湿蒙蔽在那里，这个手足僵硬，就将它当作湿痹，要使它屈伸顺利，可以加一些丹参、菖蒲、桂枝。

贴发背痈疮，能消肿毒，就是背部的痈疮，它可以消。背痈，有些碗口大的，用什么？用菖蒲，绞出汁来，再混在薄荷捣烂的汁液里，贴到背上，就可以让这疮口不再蔓延。

下气除烦闷，杀虫愈疥疮。下气除烦闷，急躁烦、抑郁症可以用它，杀虫愈疥疮，阴道湿虫，完带汤可以加菖蒲。

消目翳。菖蒲可以提前预防白内障；补中益气汤加菖蒲就是聪耳明目的，益气聪明汤加菖蒲，更加聪明。

去头风。晚上对着窗口睡觉，第二天起来怕风，桂枝汤加菖蒲，治头部怕风。

开心洞，达音声。歌唱家想要将咽喉修得更好，必须要服用菖蒲茶。

开心洞，艺术家想要灵感无穷，这心洞必须开，所以也可以喝菖蒲茶。所以你看，学了中医以后，你做茶叶，你只需要学混合艺术就好，到茶厂去，做石斛茶、菖蒲茶，石斛茶就治疗咽喉咽炎，菖蒲茶就治疗嗓子音声不亮。

益智慧，通窍虚灵。有益于智慧，可以通孔窍，让人心谦虚而灵。

但凡耳鸣耳聋，尿闭尿漏，菖蒲皆宜。

有一种说法叫做鬼击难苏，就是碰到一些事情，半晕厥过去，老是不清醒，用菖蒲的新鲜汁灌进去，就会苏醒过来。

受惊了，或者经过坟地了，害怕了，突然间这气老是不爽，用菖蒲的生汁灌进去，就会清醒过来。

所以这个菖蒲汁，堪称回心转意汤。

《梅氏验方新编》记载，痰迷心窍，音声不出，菖蒲生姜捣汁服用，立开。

《千金方》有个定志小丸，治什么？一听到名字就知道，定志就是说安神定志，专治神志恍惚。朝喜暮怒，忧愁悲伤，狂躁抑郁，用菖蒲、远志各2两，人参、茯苓各3两，打成粉，炼蜜为丸，服用就好了。

加人参、茯苓，可以让心窍有力量，菖蒲、远志可以开窍，人参、茯苓助其心体，菖蒲、远志达其心用，这是体用相合的一种配伍。所以孙思邈太厉害了。

人从外面过来，心不安神不定的，吃点定志小丸，压压惊。这时代压惊丸其实是很受人欢迎的，你在外面，我为你洗洗尘，压压惊，就用定志小丸，吃几粒下去。所以这个也是可以治失眠的，就是说晚上睡得不够沉，就可以用。

有些人不一定是顽固失眠，只是稍微睡得有点不够沉，还有一些人对自己睡眠质量要求很高的，即使能睡得着，晚上也不用起夜，一觉到天亮，起来以后，没有那种龙精虎猛的感觉，也可以吃定志小丸，晚上会睡得沉一点。就是说你觉得睡得还不够沉，人家起来就精神焕发，你觉得不够，你要龙精虎猛，要能鲤鱼打挺，那吃定志小丸可以继续提高睡眠质量。

再看《江西草药》记载，中暑肚腹痛，用菖蒲2～3钱，磨水就服用，这肚腹痛就好了。

有人说肚腹痛不是用苍术、藿香吗？用菖蒲也可以。藿香正气散如果加了菖蒲，治疗这些中暑腹痛，那真是如虎添翼。

《本草衍义》记载，有人浑身生热疮，痛得不得了，朝夕都睡不下。一位乡村的老人就教他用菖蒲打成粉末，然后撒在草席上面睡觉，衣被也全部都撒进去，五六日，疮口就收回去了，然后推荐其他人用，也是有效果。

所以菖蒲粉，打成极细的粉，铺在疮上，是可以收疮的。

名老中医汤宗明，他碰到言语謇涩的，讲不出话的，哑巴除外，这个对哑巴没有多大的效果，但声音突然间失去的，如感冒、痰迷心窍，或者中风。用菖蒲、竹茹、天竺黄三味药为主，叫开音三药，如果中风日久体衰的，还要加巴戟天、仙茅，为什么？久病及肾，要补他的肾。菖蒲这时要重用20～30克，新鲜的更妙，取它开心孔，出音声之效，屡用屡效。这是中风后期，音声不利。

朱良春朱老的经验，他看到"开心孔"三个字，立马想到治疗更多的病不是抑郁症，而是冠心病、心肌炎，还有心律不齐，发现这些病症，只要舌苔白腻，有吐痰现象的，马上在辨证方中加菖蒲、远志，或者直接用菖蒲、远志，菖蒲要用九节菖蒲，远志要用蜜炙过的，泡茶，还可以送服刺五加片。宁要五加一把，不要金玉满车。刺五加片可以增加心脏动力，而菖蒲、远志可以豁掉心脏的痰气，基本上冠心病、心肌炎就可以花少量的钱，取得满意的疗效，这一招是性价比很高的，每天就几块钱，一个月下来，心脏的堵塞就会消掉。

又有梅核气，俗称情怀抑郁，痰气交阻。有次碰到这个情况，朱老用半夏厚朴汤发现居然效果缓慢，想到以前碰到一些痰多的慢性支气管炎，或者咽喉堵塞，吸烟多的，常加菖蒲，为什么呢？开九窍，半夏厚朴汤加菖蒲20～30克，一剂下去，梅核气就消了。从此朱良春朱老碰到慢性支气管炎，但咳喘带痰者，在二陈汤这些普通祛痰的药里加了菖蒲以后，记住要用九节菖蒲，痰量立马锐减，声音立马清亮，这个比较好。

现在的人研究中药，已经不是简单追求治病了，更追求这种享受，提高生活品质，像菖蒲怎么提高人的素质。

党伟龙先生总结古籍，服食菖蒲、远志有助读书，每每看到有记载，最早的是道家，道家就是专搞身心修炼的，《抱朴子·仙药》，葛洪葛仙翁写的，有一个修道的人叫韩终，他服用菖蒲十多年，出现什么现象？日视书万言，诵诗书无量。

服菖蒲十三年，目视书万言，皆诵之。

菖蒲、远志同用，是助读诗书的小方子。

明代的陈嘉谟写道，今天读书人取菖蒲、远志为药丸，朝夕吞服，可以助开聪明益智，确实是真的，但是根源上面还是要勤劳刻苦，不能全部假借药物。

石恩骏的经验，他曾治疗痰饮留在上焦，老是胸闷气喘，全身乏力，心率被痰堵到剩下 40 多次，病人都害怕了，什么时候心跳会停掉呢？

你想一下，这车载满了，货物当然爬不动坡了，这身体背负过多的重量心脏当然跳得慢了，所以心脏必须很轻盈，那些痰浊必须豁掉。

怎么办？用黄连温胆汤，发现效果不理想，加菖蒲 12 克于方中，数剂而愈，胸闷好了，气喘好了，心率由 45 次变成 54 次，上去了。

菖蒲治疗痰阻心窍的心脏病效果真的很好。

看《得配本草》菖蒲的配伍。

菖蒲配陈皮，可以化胃里的痰。

菖蒲配苍术，可以化肠里的痰，治疗便溏。

菖蒲配桔梗，可以化肺里的痰，治疗咳嗽、咳喘。

菖蒲配桂枝，可以治疗手臂痛。

菖蒲配独活，可以治疗脚膝痛。

菖蒲配杜仲，可以治疗腰痛。

菖蒲配冬瓜子，可以治疗前列腺充血。

菖蒲配远志，可以让人聪明。

菖蒲配香附、川芎，可以开耳窍，治耳闭。

菖蒲配苍耳子、辛夷花，可以使鼻子闻香能力增强。

菖蒲配枸杞子、菊花，让眼睛久视不疲。

菖蒲配威灵仙、荆芥、防风，可以治疗皮肤瘙痒。

菖蒲配半夏、厚朴，可以治疗梅核气。

菖蒲配枳壳、桔梗，可以治疗胸闷。

菖蒲配木香、郁金，可以治疗胆道狭窄胆痛。

菖蒲配柴胡、黄芩，可以治疗口苦肋痛，肝气化火。

总之，菖蒲可以开各种窍，像菖蒲配完带汤可以治疗带下湿痒。

菖蒲配四君子汤，可以治疗拉稀便溏。

菖蒲配温胆汤，可以治疗癫痫。

菖蒲配桂枝汤、独活寄生汤，可以治疗风湿痹证。

菖蒲配补中益气汤，可以治疗老年健忘。

菖蒲配孔圣枕中丹，可以治疗记忆力下降，有助于读书。

菖蒲配枣仁、茯苓，叫安神定志丸，可以治疗晚上失眠。

菖蒲配人参、远志、茯神，叫不忘散，过目不忘，可以增强记忆力。

痰迷心窍，有菖蒲郁金汤，这个效果很好。有些人高热以后讲话讲不清楚，菖蒲配郁金、羚羊角，那真是应手见效，随方寄功。

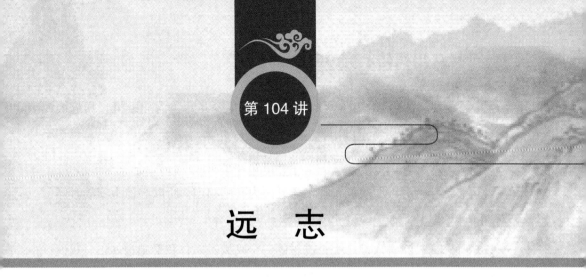

第104讲

远 志

🦋 菖蒲、远志通心腹之神明。

菖蒲一般交心气到肾，远志可以交肾气到心，它们是交通神志二药，神属于心，菖蒲入心，志属于肾，远志入肾。所以它们是心肾交泰二药。

我们中医药大学的一位名医，张横柳先生，他教过我们《伤寒论》，治疗癫痫很厉害，他就用柴胡龙骨牡蛎汤，口碑非常好。病人到医院里治癫痫都知道要找张老教授。

我去跟诊的时候，那些癫痫病人高兴得跳起来说："医生吃你的药，本来每个月都发作的，现在大半年都没有发作过。"

老教授就笑了说："坚持吃，继续吃，要开心。"

然后一看是什么方子，你们要记住，柴胡加龙骨牡蛎汤，因为癫痫属于风，柴胡它是治少阳风木的。龙骨、牡蛎，能够吸附阴阳，镇静安神，潜阳育阴，再加菖蒲、远志。

为什么加菖蒲、远志？

张教授说癫痫乃神志出问题，除了用治痰的、治风的药，还要治神的药，治神的菖蒲、远志，通心腹之神明，可以让人安神定志。

菖蒲能够开窍安神，远志可以入肾定志。

这个远志，它宁心安神，让心神安宁，化痰开窍，消痈去疽，痈疽痰浊蒙蔽心窍，各种怪病，可以用它。

君子当存远志。

远志这味药有一股坚韧不拔之志，因为心脑相连，所以心神不安的时候，会发现很容易忘东西。

老师怎么去断病人健忘呢？高村的一个阿姨过来，我看她很匆忙。我说："你脑子记不住东西啊，最近忘事很厉害。"

她一惊，说："我们第一次见面，你们怎么说的这么准，我就是为这个记不住东西而来的"。

因为我看她没安没乐，安是安心神，乐就是膻中喜乐，就是说膻中喜乐都安不了，血气没聚到膻中，大脑就会缺血缺氧，所以想记却记不住。

所以这样健忘的人，可以让其吃六味地黄丸加远志、菖蒲，就可以不忘，或者六味地黄丸加不忘散，或者加定志小丸都可以。

远志在治疗中老年人多事慌张健忘的药里，起到的效果是不可或缺的。

你看孔圣枕中丹，有远志为主药；不忘散，治疗健忘的、痴呆的，有远志为主药；读书丸，还有定志小丸，皆以远志为主药。

远志还可以治疗失眠，交通心肾，所以心肾不交的失眠，用交泰丸加黄连、肉桂，交通心肾，还可以加远志、菖蒲，助其心肾相交。

《神农本草经》记载，咳逆伤中，就老是咳嗽，中焦壅堵，可以选择用远志，临床上咳嗽痰多，很难咳出的，用远志，效果还不错，一般要用蜜炙过的，或者甘草汁煮过，吃了对胃比较好。

我们学药要学它的常规作用，像安神定志治健忘，这是远志常规作用。

主咳逆伤中，治咳嗽，痰黏难出，这是远志的特异作用，一般人不知道把远志用到治咳嗽中去，像止嗽散，加远志可以治疗久咳，咳痰难出。

远志有倍力之功。中医认为，人力量猛劲大是因为心脏好，耐力强是因为肾脏好。远志它远的是肾，所以它配菖蒲，可以让心脏反应灵敏。

你看一个人，做事反应老是痴呆的，就是不能触类旁通的，一个问题要讲十遍的，为心窍不开。清斋淡饭，然后吃一些安神开心利窍豁痰的药，就会聪明一点。

还有一种人，给他讲他很容易明白，但是做起来，就懈怠，没后劲，就可以吃点养肾的。

用桂枝汤加菖蒲、远志，可以提高一个人的灵敏度。

用肾气丸加菖蒲、远志，可以提高一个人的耐力后劲。

菖蒲、远志可以治病，也可以修身，借药治病，是被动的行为，用药来修身，是防微杜渐，高尚的行为。

借药治病，只是停留在健康的目标上，用药修身是定了一个强壮灵敏的远大目标。

《名医别录》记录，远志能够利丈夫。利丈夫，就是使人有骨气，因为肾主骨，通于志，上供于脑。

定心气，止惊悸。小孩子害怕，晚上经常惊醒过来，可用远志。

老师跟你讲只要纳气归田就不怕了，你看这黄鳝，它在外面游的时候担惊受怕，唯恐被人捕捉了，可是它慢慢潜藏在洞里，它就不怕了，藏在深深的洞里就安了。

所以远志可以引气入肾的，它可以定心止惊。远志像什么？像定海神针，远志可以配磁石，就是定海，海是什么？海就是肾，远志、磁石就是定肾之配。

就是说人动荡了，龙宫摇晃了，为什么？定海神针走了，定海神针一下来，水就变得安静了，所以不安静叫惊悸，惊慌失措，心砰砰砰要跳出来，惊悸。

这时就用定志小丸，里面有远志，把它定下来了。

远志能够去心下膈气，心中有膈气。

皮肤热，面目黄，远志治黄疸，少为人所知，这个很少被人知道。

但《名医别录》上面讲到，远志去皮肤热，面目黄。还可以治老人斑、黄褐斑。

润雅在这里的时候，我们碰到一个病人指甲都发黄的，来的时候，大家吓一跳，都不敢摸她的脉，害怕会不会有什么传染病。

我说不要怕，不要怕就有好办法，一切脉发现，中焦瘀堵，湿浊重。两边关脉郁结，叫肝郁脾滞；摸到左边关脉郁，就是肝胆不通；右边关脉郁，就是脾胃不通。肝胆不通，人就容易怒，容易郁；脾胃不通，人就茶饭不思，堵在脾胃，水湿不代谢，那就泛黄，严重发黄的就泛到指甲上来了，如果只泛到皮肤，我会治肺脾，泛到指甲、眼睛，我就治肝胆。

开什么？龙胆泻肝汤，再加退黄的远志、金钱草，因为她舌尖好红，讲话还带口臭，整个沉渣泛起的，应该往下泻，吃了这药大便特别顺，没有拉肚子，然后第二次来的时候，黄疸就退下去了，指甲也不黄了。

浊水往上泛，那我就要放，往下放，龙胆泻肝汤就将肝胆之浊水往下泻，面目黄它就可以治。

《本草纲目》记载，远志主一切痈疽，痈肿也用远志，因为痈肿大都是痰在作祟作怪。

你看结核大多数发生在饥荒的年代，痈肿发生在富裕的生活。丰收的时候，好多人都长痈疮了，贫穷的时候，根本没痈疮可长。只要注意卫生，早睡早起，清贫下来，痈疮它就发不出来了。

《本草蒙筌》记录，远志增益智慧不忘，和悦颜色耐老。

好记性，找远志，和颜悦色，找远志。

利九窍补中伤，中焦受伤，九窍不通，它可以补利。

咳逆可祛，惊悸可止。就是说用远志，咳嗽可以驱赶，惊讶可以止住。

《神农本草经读》记录，为何远志主九窍，因为远志能够治疗心肾，心为九窍主，天君泰然，百体从令。

如果你碰到一个病，无论如何都下不了手，不知道从哪里下手，像狗咬刺猬无从下口，那怎么办？用安神定志法，无论他哪方面的病，你让他睡好觉，一觉闲眠百病消。

天君泰然，天君是什么？心肾，泰然了，就是非常安然，处之泰然，那么百体从令，身上手脚所有气脉，都听从命令，没有一处会堵的。

《本草分经》记载，远志能够散郁，就是抑郁症可以用它。逍遥散加远志，解郁速度更好，更快捷。

《本草新编》记载，远志能让人博闻强记，就是不单记得快，还记得多，不单记得多，还记得久，叫博闻强记。

《本草新编》还记载，远志能解毒。这点一般被医家所忽视。

它真的可以解药毒，为什么呢？人中毒以后会出现什么现象？害怕，不和，心肾不交，波涛汹涌。远志定志，把他定止下来。

远志还可以止梦遗，可以用于遗精，白浊。

《医学衷中参西录》记载，远志能让肺呼吸和调，所以痰嗽可以止，远志配甘草，乃养肺要药。

有人说："我在城市里又吸二手烟，又吸汽车尾气，怎么办？"

远志配甘草，乃养肺要药。

远志汁浓，像浆糊一样，敷在疮痈上面，非常有效果。

远志可以治肝炎，还可以助胃消化食物，促进进食。

《圣济总录》记载，远志汤治心久痛，就是胸口痛，远志、菖蒲各1两，打成粉末，每次服一小勺，这就是出名的远志汤。

看到别人捧心痛，又皱眉的，请他吃远志汤，绝对管用。

《仁斋直指方》记载，喉痹作痛，这咽喉痹痛、梅核气，用远志的肉打成粉，吹到咽喉去，就会涌出好多痰来，喉痹就会通开。

《本草汇言》记载，人赌气噘嘴，气郁日久成臌胀，胁肋胀痛的，诸药不效，用远志肉4两，炒过后，每日取5钱加生姜3片，煎服用。

生姜配合远志，大有治疗气郁成臌胀作用，诸药不效的时候，就用这一招。

《陕西中草药》记载，神经衰弱，这个病几乎每个学校都有，孩子不能读书，一读书就害怕死了，担惊受怕，就是你不能逼他读，一读他大脑就要"分裂"了。

这时候就用远志打成粉，每次1钱，用米汤调服，就可以预防跟治疗神经衰弱。学校应该备远志粉，看到有些孩子，精神特别恍惚，读书读不进，赶紧拿远志米汤粉给他吃，不仅安全，还能治病，神经衰弱、健忘、心悸的都可以吃。

我们再看，尿蛋白多怎么办？古代叫膏淋，小便是白的，白浊都排出来了。

《名医类案》记载，有一官员，50岁，公务繁多，想要无丝竹乱耳，无案牍劳形不可能，然后就忧劳成疾，忧伤什么？伤心肺。劳伤什么？伤脾肾。然后事情处理不好就怒，怒伤肝，五脏俱伤啊！就开始掉肉了，脉陷下去了，小便老排出这些精华，无论吃多么丰富的营养饭菜，都从小便排出来了，没有运化，排出来白如膏饴，人就不断地消瘦掉肉了，不单官做不成，命都难保了，皮包骨头。

怎么办？用六君子汤加远志，一服有奇功，连续服下去就好过来了。掉肉重长，弱脉变强，忧劳露出了笑脸。六君子汤加远志，记住，这是治疗什么的？治疗现在的蛋白尿，忧心忡忡，晚上夜尿频多固不住，还有遗精，白带异常量多色白，六君子汤加远志，固住了。

石恩骏有个经验，远志可以除毒热、痰热，还可以化湿浊，所以痈疽爆长起来，肯定有痰浊也有热，红乃是热，肿乃是痰。

《本草纲目》讲，远志治一切痈疽。

有一乳腺炎发作的病人，痈疮肿胀得像鸡蛋大小。石恩骏就教她用远志打成粉，每次用黄酒送服6～9克。也可以用酒糟，或者跟水各半煎服，同时用醋调远志粉外敷，内服外敷，内外一起用，就退下去了。

仙方活命饮治疗痈疮，加上远志画龙点睛。

接下来看远志的配伍。

老是思虑过度，远志配陈皮、甘草，治疗思则气结。

老是心神恍惚，远志配菖蒲开心窍，治疗恍惚的心神，叫远志汤。

老是痰多，远志配贝母、茯神，可以清痰。

老是不开心，远志配郁金，就可以解郁开心。

尿道炎、膀胱炎等泌尿系统炎症，远志配茯苓可以治。

头风脑痛，用远志粉吹到鼻子里，就会好。

心悸怔忡，远志要配人参、茯苓。

肾气不足的恐慌，不能只用远志，还要配一些补肾的药。

痰多黏稠，咳吐不爽，远志要配杏仁、桔梗、瓜蒌仁，咳痰就会爽利。

癫痫抽搐，远志要配天南星、半夏、天麻这些平肝息风又可以祛痰的药。

狂证，白矾、郁金即白金丸，配合远志、菖蒲，非常好用。

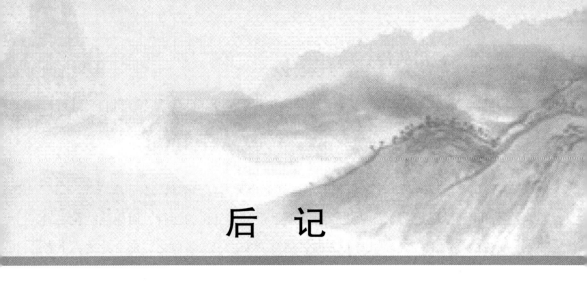

后　记

中医村。

观心台上。

古树间，徐老师正在泼墨挥洒。

我上前请一幅《上古天真论》。

徐老师说："这是习练之作，我再为您写几个字。"

我不假思索道："精神内守！"

徐老师说："再加四字，配成一对。"

我思忖良久，回神一看，徐老师已运笔收尾，八个字，在阳光树荫下闪耀飞舞：

精神内守，一气周流！

我的大脑仿佛划过一道闪电，欣喜若狂，这不就是我一直追求的答案吗？

如何实现"一气周流"？在"精神内守"的状态下，在没有头脑妄想干扰下，在没有人为造作下，身心就会恢复到自然天真一气周流的状态，而这种状态就是中医修行的方向，也是养生治病的方向。

大医境界中，安神定志，无欲无求，澄神内视，宽裕汪汪，说的就是这种复归天真自然天人合一的状态！

于是我便躺在观心台上，全身放松，身心、呼吸、意识融入到大自然中，慢慢地，人进入到忘我的状态，头脑念头几乎静止，自然呼吸，气血自然运行，身体暖洋洋一片……

这就是一气周流，是本自具足的。

只要悟透这八个字，就很容易进到那个天人合一的状态！

我们学医用药，不能过于粗暴地干预身体气血的运行，而应该站在一气周流的高度上轻轻导引身心方向，使乱者安之，散者收之，郁者达之，下者举之，高者抑之，紧者松之，塞者通之，让一气得以周流，让精神得以内守，这样才能真正帮到人！

希望，读这部书的朋友，不单能学会书中的知识，同时还把这八字精髓取回去！